JN241111

沖縄の薬剤師が教える

薬の正しい飲み方・使い方がよくわかる本

薬剤師・健康ジャーナリスト
宮城敦子
Miyagi Atsuko

現代書林

まえがき

「お薬の悩み」、ありませんか？

みなさん、こんにちは！　薬剤師の宮城敦子、通称「クララ」です。

私は沖縄生まれ、沖縄育ち。現在、那覇市を中心に3店舗の「クララ薬局」を経営しています。

私が「クララ薬局」を開設したのは、昔ながらの薬局、薬や健康のことを気軽に相談できる、身近な街の薬局を作りたいという思いからです。

元来、薬局とは「地域のコミュニティの場」でした。しかし昨今ではお薬を調剤するだけの、クールで事務的な存在になりがちです。クララ薬局は、処方せんがなくてもふらっと寄って健康相談ができる、そんな薬局でありたいのです。

さらには「病気になる前に訪れる薬局を作りたい」という思いから、アロマテラピーやハーブティー販売などの、いわゆる代替療法も取り入れています。

薬剤師というとお薬を調合する人、お薬の専門家というイメージがあるかもしれませんが、それだけではありません。薬のプロフェッショナルであると同時に「健康のプロフェッショナル」でもあるのです。薬学を専門に学んだからこそできること、私たちにしかできないことがあると思っています。

私たち薬剤師は日々、現場で患者さんと接する中、「こうすれば健康になれる！」という実践的な知恵をたくさん持っています。

長年薬剤師として働くうちに、こうした情報を「発信」していくことも重要だと思うようになりました。そこで健康ジャーナリストとして地域メディアに関わり始めました。

平成15年よりOCN（沖縄ケーブルネットワーク）『新！沖縄発　おもしろ調査隊21』でキャスターを務めたり、ラジオの健康番組にも出演しています。

わかりやすく、親しみやすい言葉で、子どもから高齢者まで広く「健康情報」を提供したいと考えて活動しています。

本書はその一環として、みなさんの「お薬の疑問や不安」に対してお答えするものです。これまでの活動や経験の中で、私が痛感してきたこと、それは「お薬の悩み」

を持っている人がとにかく多いということなのです。

飲み方や飲む量もそうですが、薬に対して漠然とした不安を持っている人も少なくありません。

お薬についてわかりやすく説明することで、みなさんの悩みが解消できればというのが私の願いです。


今や日本は世界有数の「お薬大国」です。

高齢者から子どもまで、持病のある人はもちろん、風邪をひいたり、頭痛や生理痛があるとき、本当に誰もがごく普通にお薬を飲んでいます。

でも薬って誰もがどこかで疑問や不安を持ちながらも、それを誰にも聞けないままに飲んでいるのですね。あるいは「間違った飲み方」をされていたり、果ては薬の飲み方、扱い方を勘違いされている方も少なくありません。

そういった疑問や不安をまとめてお答えしましょうというのが本書の主旨です。


たとえば「お薬の不安」には次のようなものがあります。

●大量の薬が出ているが、飲むのがつらいので、できれば減らしたい
●血圧の薬を飲んでいるが、ずっと数値が安定しているのでもうやめたい
●何種類もの薬を飲んでいるが、自分でも何の薬なのかわからない
●長年同じ薬を飲んでいるが効いているのかわからない。いつまで飲めばいいのか

こうした疑問は本来ならば医師に尋ねるべきことでしょうが、「先生は忙しそうだから聞きづらい」「こんなことを言ったら怒られそう」などと言う人が多いのも事実です。そんなときにこそ「薬剤師」の出番です！　処方の不安、心配事は薬剤師に気軽に相談してください。

次に「間違った飲み方」の例をご紹介しましょう。

●「坐薬というからには座って飲むものだ」と信じ込んでいて、正座してお茶で飲んでいた

●「食間に服用」と指示されたからと、食事を半分ほどのところで中断して薬を飲んでいた
●薬をうっかり飲み忘れたので、次に飲むときに2回分をまとめて飲んだ
●旅行に薬を持って行くのを忘れ、同じ高血圧の薬だから大丈夫と、友達のをもらって飲んだ

薬剤師の私からすると「エーッ！」と声を上げてしまいそうな、すごい飲み方ばかりです。

正しくない飲み方をしていると薬が効かないばかりか、時には危険だったりもします。これも薬剤師がお役立ち。みなさんの「こんなこと聞いていいの？」という疑問にも親身になって答えます！

「ざっくり基本」を押さえておくこと

本書はお薬に関する素朴な疑問から、薬の正しい飲み方、薬に対する不安や副作用

まで、「Q&A」の形でご紹介していきます。いずれも私が日々、現場で患者さんからよく聞かれる質問を集めました。

できるだけ専門用語を使わず、どなたにでもわかりやすいように平易な言葉で解説しています。

薬のことは細かくいえばきりがありません。でもあまり詳しく細かく説明しても忘れちゃいますよね。それからあまり教科書的なことばかり書き並べても、「困ったとき」に応用がききませんよね。

大事なことはざっくりでいいから「基本」を覚えておくことだと思います。

これだけはしてはいけないことは何か、こういう緊急事態にはどうすればいいのかなど、最低限の飲み方の基本さえ押さえておけば、いざというときに対応ができます。

薬は必要？　不要？

「薬を飲まなくても病気は治せる」
「実は薬剤師は薬を飲まない」

このような主張が世に出回ることがあります。

しかし私は「まったく薬を飲むな」という意見は少々極端すぎると思います。やはりお薬は必要があって出されるのだから、病気になってしまったらきちんと飲むべきと考えます。

それが病気を治すのに、最も早い方法だと思うからです。

極端な意見は人目を引き、メディアでもセンセーショナルに取り上げられやすいのかもしれませんが、健康に関することは、本当に「科学的」に効果があると認められたものを採用するのが一番だと思っています。

みなさんがなぜ薬に不安を持っているのかというと、副作用、大量処方などの問題があるからでしょう。だからこそ、大切なのは薬をちゃんと「知ること」だと思うのです。

「その薬はどのような副作用が考えられるのか」

「なぜこの薬を飲まなければいけないのか」

「量は適切か」

といったことについて患者さん自身も知識を持つことです。出された薬を何も考えずに口に放り込むのではなく、「自分の薬は自分で管理する」という姿勢が必要だと思います。正しい知識を持つことで不安も少なくなるものです。

「セルフメディケーション」という考え方

とはいえ、私は「なんでも薬に頼ればよい」という考え方ではありません。

「クララ薬局」のモットーは「セルフメディケーション」。つまり「自分の健康は自分で守る」という意識を持ち、「自然治癒力を高め、自分の健康を維持、増進する」ことです。

そのためにアロマテラピーやハーブティーなども取り入れています。

これは私自身が薬剤師として患者さんと接する中で「お薬だけでは限界がある」と痛感したことから始まっています。

お薬を使った薬物療法だけでなく、こうした「非薬物療法」を上手に取り入れることによって、自然治癒力が高まり、より早く健康を取り戻すことができる可能性が高まります。

またこれらの療法は病気になる前、「未病」の段階でも使用できます。病気を予防し、健康寿命を保つ意味でも、これらの療法を推進して行きたいと思います。

「CARE」と「CURE」

厚労省は「保険医療2035提言書」の中で「キュア中心からケア中心へ」という提言を次のようにしています。

「疾病の治癒と生命維持を主目的とする『キュア中心』の時代から、慢性疾患や一定の支障を抱えても生活の質を維持・向上させ、身体的のみならず精神的・社会的な意味も含めた健康を保つことを目指す『ケア中心』の時代への転換」

「キュア（CURE）」というのは、いわゆる「治療」のこと。これに対して「ケア（CARE）」というのは、説明が難しいのですが、お世話する、癒すといった意味合いです。

「悪いところがあったら薬で治療をすればいい」という考えではなく、生活習慣、環境、メンタル面も含めて総合的に健康を獲得していくことが大事ということなのです。

自分の健康は自分で守るしかない

病気やケガをしたとき、薬は必要なものだけど、それだけに頼るのは考えものです。たとえば高血圧の薬を飲んでいる人は本当に多いのですが、まず薬を飲む前に塩分を控えて、適度な運動を取り入れれば、血圧が正常値に戻って薬を飲まなくていいケースがたくさんあるのです。

それを「面倒くさいから」とポンと飛ばしてお薬に頼ってしまう人が多すぎるのです。これはとても残念なことに思います。

肩こりからくる頭痛で頭痛薬を飲んで解消する、便秘になったからといって便秘薬で解消する……。もちろんつらいときは薬に頼るのも仕方がないのですが、その前に体操をするとか、食物繊維をしっかり摂るなどの対策を取ることが大切です。

「薬を飲めばいいや」と安易に薬に頼るのではなく、「自分の健康は自分で守る」という気持ちを持ってほしいと切に願います。

健康とは何物にも代えがたい宝物だと思います。

また、健康であることは女子力アップの最大の源、美の源泉でもあります。もちろん男性にとっても健康であってこそ、人生を楽しむことができるはずです。

本書でみなさまが薬についての理解を深め、健康でイキイキとした人生を送ることができますよう心から願っています。

クララ薬局　有限会社メディキャッスル代表取締役
健康ジャーナリスト
宮城敦子

目次

まえがき　「お薬の悩み」、ありませんか？　3
「ざっくり基本」を押さえておくこと　7
薬は必要？　不要？　8
「セルフメディケーション」という考え方　10
「CARE」と「CURE」　11
自分の健康は自分で守るしかない　12

序章　そうだ！　薬剤師さんに相談だ！

体をめぐるお薬の旅　30
クララのつぶやき　その薬、本当に必要ですか？　31
お薬、重複していませんか？　32
薬の重複を避けるには　33
薬が多すぎて飲み切れない！　33
「薬を多く出してくれるのがいいお医者さん」という思い込み　34
クララのつぶやき
クララも絶賛！　最低限の薬しか出さないすばらしいドクター　35
「かかりつけ薬局」を持とう！　36
かかりつけ薬局の探し方　37

第1章　お薬の素朴な疑問に答えます

薬について　42

Q　飲み薬、注射など、薬にはいろいろなタイプがあるのはなぜですか？　42
クララの薬草箱　包装シートが「ニコイチ」の理由　43
Q　飲み薬には錠剤、顆粒など形がいろいろありますが、形状によって効き目が違うんでしょうか？　44
Q　睡眠薬と睡眠導入剤はどう違うのですか？　46
クララのつぶやき　薬の進化はすごい！　46

お薬を飲む時間帯　47

Q　「食前」、「食後」というのは、具体的にはどのぐらいの時間を指しますか？　47
Q　「食間」とはいつのことですか？　48
Q　食事が不規則で決まった時間に食べられないし、また食べたり食べなかったりすることもしょっちゅうです。この場合も「食前・食間・食後」を守ったほうがいいのですか？　49

薬の飲み方　50

Q　薬は水で飲まないといけませんか？　いつもは食後のお茶で飲んでしまいます。　50
Q　お茶以外の飲み物で飲んではダメですか？　50
クララの薬草箱　薬を「水」で飲むべきもうひとつの理由　51
Q　薬を飲んでいるとき、お酒を飲む場合はどのぐらい時間を空ければいいですか？　52
Q　朝食後に飲む薬があるのですが、いつも食欲がなくて食べられません。食事をしなくても薬を飲んでいいですか？　53

薬の効き目　54

Q　薬の効き目があらわれるまでどのぐらいかかりますか？　54

Q　人によって薬が効きづらい、効きやすいというのはありますか？　54

処方薬について　55

Q　何度も病院に行くのが大変なので、いっぺんにお薬を出してもらうことはできますか？　55

Q　錠剤を噛みくだいたり、カプセルを外して中身だけ飲むと、すぐに効くって本当ですか？　56

Q　処方された薬を全部飲む前に治った感じがします。こんなときは飲み残してもいいですか？　57

クララのつぶやき　私の失敗談から学んでほしいこと　58

市販薬（OTC薬）について　59

Q　病院で処方される薬と市販の薬はどう違うのですか？　59

Q　市販薬はどのような場合に使えばいいですか？処方薬との使い分けは？　59

Q　市販薬もコンビニエンスストアなどで買えるものと薬剤師さんがいないと買えないものがあるのはなぜですか？　60

クララの薬草箱　薬の添付文書、捨てていませんか？　61

漢方薬について　62

Q　漢方薬と一般の薬の違いはなんですか？　62

Q　漢方薬はどんな特徴がありますか？　62

Q　漢方薬でも副作用がありますか？　63

Q　薬はどこに保管すればいいですか？　冷蔵庫に入れておけば長持ちしますか？　63

クララのつぶやき　超危険！「お菓子の箱」事件　64

Q　塗り薬（外用薬）は開封後、どのくらいまで使っていいのですか？　65

旅行中の薬・常備薬　65

Q　旅行に行くときに、持って行くべきお薬を教えてください。　65

クララのつぶやき　「下痢止め」はむやみに使わないで……　67

Q　長期に海外出張に行くのですが、今持っている薬の量から計算すると、最後の3日間は降圧剤を切らしてしまうことになります。帰国後すぐに受診すれば3日ぐらいは大丈夫ですか？　67

Q　海外旅行で時差がある国に行くと、薬を飲むタイミングがわからなくなってしまいます。どうしたらいいですか？　68

Q　海外旅行に風邪薬を持って行くのを忘れ、現地で買うことになりました。こんなときに気をつけるべきことは？　68

クララの薬草箱　防災グッズに薬を！　69

第2章　薬局、お薬手帳の疑問に答えます

薬局について　72

Q　処方せんはどこの薬局でも受け取ってもらえるので

すか？　いつも病院の近くでもらっていますが、混んでいて困っています。　72

Q　調剤薬局ってなんですか？　72

Q　処方せんに有効期限があるのですか？　急ぐ薬ではなかったので、数日してから薬局に行ったら「期限切れ」といわれたのですが。　73

Q　昔は病院で薬をもらっていましたが、最近では外の薬局でもらうのが普通です。なぜ病院でお薬が受け取れないのですか？　73

クララの薬草箱　薬局の待ち時間を減らすには　74

Q　いつも同じ薬を処方してもらっていますが、たまたま違う薬局で薬をもらったら値段が違うのにビックリ。薬局によって薬の値段は変わるのですか？　75

クララのつぶやき　本当にいい薬局を選ぶには　76

Q　「ジェネリックもありますが、どうしますか？」と聞かれるといつも困ってしまいます。ジェネリックは先発薬とまったく同じと考えていいのですか？　77

その他　78

Q　「薬剤師に相談」といいますが、本当に相談して大丈夫ですか？　何かみなさん忙しそうで、話しかけづらいのですが……。　78

Q　今まで自宅で闘病生活をしており、かかりつけの薬剤師の方とも密に連絡をとっていました。そんな中しばらく入院することになったのですが、その病院には薬剤師の方がいるので、そこでお世話になることになりそうです。薬剤師さん同士で引き継ぎなどしていただくことはできますか？　かかりつけ薬剤師さんをとても頼りにしていろいろ相談もしていたので、細かい部分を病院側に伝えてほしいなと思います。　79

Q　病院選びにいつも困って、結局は大学病院に行って

しまいます。でも大学病院は待ち時間が長くて……。上手な病院選びの方法はありますか？　80

「お薬手帳」について　81

Q　お薬手帳はいつ、どこで見せればいいですか？　81
Q　お薬手帳はどの病院、どの薬局に出してもいいのですか？　82
クララのつぶやき　緊急時に発揮される「お薬手帳」の威力　82
Q　お薬手帳は、市販薬を買うときにも役立ちますか？　83
Q　いろいろな病院にかかっているうちに、お薬手帳が何冊もできてしまいました。どうすればいいですか？　83
クララの薬草箱　お薬手帳で薬代が安くなる！　84

第3章　薬の副作用・薬の心配事について答えます

副作用や薬の不安について　86

Q　薬にも副作用があるのですか？　86
Q　副作用を防ぐことはできますか？　86
クララのつぶやき　薬は「競争」するものではありません（笑）　87
Q　アレルギー体質です。飲んではいけない薬はありますか？　88
Q　以前、薬を飲んだときにアレルギー（発疹）が出たことがあります。今後はどう気をつければいいですか？　88
Q　薬について不安があり、どこかで相談がしたいのですが、近くに相談できる薬局がありません。どうしたらいいですか？　89

クララの薬草箱　副作用が出たときの救済措置制度　90
Q　栄養ドリンクなら、薬と違ってたくさん飲んでも体に害はないですか？　疲れているときは1日何本も飲んでしまいます。　91

飲み間違い、期限切れについて　92

Q　処方された薬の飲む量を間違えて、指定の倍の量を飲んでしまいました。大丈夫ですか？　92
クララのつぶやき
気をつけてあげて！　高齢者の薬の飲み間違い　93
Q　使用期限を過ぎた薬がありますが、少しぐらいなら飲んでも大丈夫ですか？　93
クララのつぶやき　薬の使用期限、切れていませんか？　94

薬の飲み忘れ・飲み残し　95

Q　薬を飲み忘れてしまうことがあります。その場合は次の回に倍量を飲んで帳尻を合わせていいですか？　95
Q　生活時間が不規則なために、薬を飲み忘れることが頻繁です。朝晩飲む処方なのですが、夜勤があるので、起きる時間、寝る時間が日によって違います。どうすれば飲み忘れを防げますか？　96
Q　家に飲み残しの薬があります。取っておいて次に必要なときに飲んでいいですか？　97
クララのつぶやき　ビックリ！　飲み忘れた薬の量は……　98

薬の飲み方について　99

Q 生理痛がひどくて市販の痛み止めが効きません。倍量飲んでいいですか？ 99

クララのつぶやき　クスリとリスク 100

Q 家族に処方された薬が余っています。同じ症状が出たときにほかの家族が飲んでもいいですか？ 100

クララのつぶやき　友達に薬を分けてはいけません！ 101

Q 日常的に車を運転しますが、服薬と運転で気をつけることはありますか？ 101

Q 持病があり、薬を飲んでいますが、それとは別に市販の風邪薬や頭痛薬を飲むときがあります。飲み合わせが気になるのですが……。 102

薬と食べ合わせ 104

Q おじいちゃんが心臓の薬を飲んでいて、納豆が食べられないそうです。でも伯母も心臓の薬を飲んでいますが納豆は食べてもＯＫ。そんなことってあるんでしょうか。 104

クララの薬草箱　ヨーグルトと便秘薬 106

Q ハーブやサプリメントも飲み合わせで気をつけるものはありますか？ これらは薬ではないからあまり気にしなくていいですか？ 106

クララのつぶやき　鉄剤とお茶の因縁の関係は？ 107

第4章 子どものお薬の疑問に答えます

子どもの薬の不安 110

Q 2歳の子どもは風邪をひきやすく、そのたびにお薬を飲むのですが、小さいころからこんなに薬を与えていいのか、心配になります。薬の飲みすぎで虚弱体質になることはありますか？ 110

Q 子どもがよく熱を出します。昼間ならいいのですが、夜間は救急病院に行くかどうか困ります。 110

Q 子どものアトピーで皮膚科に通っていますが、処方薬（ステロイド）が強すぎるようで不安になります。でも先生は気軽に質問のできる感じではありません。薬剤師さんに聞けば薬が適切か判断してもらえますか？ 112

クララのつぶやき　クララも勉強になった驚きの処方 113

緊急時、どうすればいい？ 114

Q 夜間や休日、子どもが熱を出したり、具合が悪いとき、救急に行くべきかどうか迷ってしまいます。あまり大したことがないのに救急に行くのは申し訳ないし、かといって本当に受診すべきときに行かないのはまずいし……。こんなときどうすればいいでしょうか。 114

Q 子どもが間違って大人用の薬を飲んでしまいました。どうすればいいですか？ 115

子どもが薬を飲まない、吐き出してしまった 117

Q 1歳の子どもですが薬を嫌がって飲みません。どうすればいいですか？ 117

クララの薬草箱　薬の「形」を変えれば飲みやすくなる　117
Q　1歳の子どもは粉薬を飲ませるとすぐにむせて吐いてしまいます。どのくらい飲めたのか、子どもに聞いてもわかりません。この場合、もう一度飲ませるべきか、それともそのままにしたほうがいいのでしょうか？　118
Q　3歳の子どもが風邪で嘔吐があり、薬を飲んだ後、20分ほどたってから吐いてしまいました。この場合はもう一度薬を飲ませたほうがいいですか？　119
クララの薬草箱　子どもに薬の大切さを教える「お薬の授業」　119

薬を飲む時間帯　121

Q　1日3回の薬をもらったのですが、昼間は保育園に通っているので飲ませられません。どうすればいいですか？　121
Q　2歳児ですが、時々夕食を食べずに5時ごろから翌朝までずっと寝てしまうことがあります。その場合は夜の薬は起こしてでも飲ませるべきですか？　122

解熱　123

Q　子どもの熱さまし（解熱剤）は坐薬と飲み薬、どっちが早く効きますか？　123
クララのつぶやき　恐るべし！　坐薬の使い方　124
Q　39度の熱が出て処方された解熱剤を飲ませましたが、38度にしか下がりません。追加で飲ませてもいいですか？　125
Q　3歳の子どもが風邪をひいたのですが、手元に大人用の風邪薬（処方薬）しかありません。用量を半分にすれば飲ませていいですか？　125

その他 126

Q 小学生ですが花粉症がひどくてお薬を飲んでいます。でも花粉症の薬を飲むと眠くなるというし、薬を飲ませることに抵抗があります。どうすればいいでしょうか？ 126

Q 私は子どもの咳や鼻水が出たらすぐにお薬を飲ませるのですが、ママ友は「様子を見て、ひどくなるようなら飲ませる」と言います。 127

第5章 妊娠中、更年期のお薬の不安に答えます

妊娠と薬 130

Q 妊娠中は薬を飲んではダメだと聞きます。私は風邪薬、頭痛薬をよく飲むので薬を飲まない生活ができるか不安です。妊娠中はずっと飲んではいけないのですか？ 130

Q 妊娠中に市販の薬は飲んでもいいですか？ 130

Q 妊娠に気づかずに市販の風邪薬を服薬していました。赤ちゃんにどの程度影響があるか、とても心配です。 131

Q 持病があります。薬を飲みながら妊娠を継続できるか、とても不安です。 131

クララの薬草箱　それでも薬が心配な場合は…… 132

Q 喫煙者ですが、妊娠がわかったので禁煙に励んでいます。でもこれがなかなかつらくて……。妊娠中に禁煙のお薬は使えませんよね？ 134

授乳と薬 134

Q　子どもを母乳で育てる予定ですが、薬は母乳にも影響するんですよね？　薬の服用が必要なときなどはどうしたらいいでしょうか。　134
クララの薬草箱　「授乳中の薬」が相談できる専門機関　135
Q　子どもを授かることができました。嬉しい気持ちでいっぱいですが、夫が持病があり、ずっと薬を飲んでいます。夫の服薬も子どもに影響するのでしょうか？　136
更年期と薬　136
Q　更年期障害の症状がキツく、とても悩んでいます。ホルモン補充療法なども聞きますが、がんのリスクがあるそうで怖いです。アロマテラピーなどで乗り切れないでしょうか？　136
クララのつぶやき
更年期の不快な症状を和らげるアロマテラピー　137
クララの薬草箱　保健師さんは身近な健康アドバイザー　139

第6章 高齢者のお薬の不安に答えます

飲み間違い、飲み忘れを防ぐには　142
Q　いくつかの病院に通っていて何種類もの薬を飲んでいます。時々「これは飲んだかな？」とわからなくなってしまうのですが、どうすればいいでしょうか？　142
クララの薬草箱　「お薬カレンダー」「整理ボックス」　144

Q 両親は二人住まいですが、どちらも持病があり薬を飲んでいます。父の方は最近、認知症が進んできていて、薬がちゃんと飲めているか心配です。私は遠方に在住しているので見に行くこともできません。何かいい方法はありませんか？ 144

薬が多いという悩み 145

Q 70代男性です。血圧の薬、糖尿病の薬、肝臓の薬のほか、何種類も薬を飲んでいます。自分でも何の薬かよくわからないものもあります。飲むのもつらいし、薬を減らすことはできないでしょうか？ 145

その他 146

Q 母が一人暮らしをしています。背中に湿疹があるのですが、高齢のため処方された塗り薬がうまく塗れないようです。介護士の方も来てくれるときはあるのですが、1日3回の塗布は難しいです。こうした場合はどうすればいいのでしょうか？ 146

Q 80代の母は何年も睡眠導入剤を飲んでいて、これがないと眠れないといいます。これさえ飲めば朝までしっかり眠れるといいます。医師に聞くと用量の半分だそうです。そのぐらいで眠れるのなら自力で眠れるのではないかと思うのですが、薬をやめることはできないのでしょうか。 147

Q 高齢の母は何種類もの薬を飲んでいますが、むせたり、のどにつかえたりして飲みづらそうです。飲みやすい方法はありますか？ 148

第7章 風邪薬、頭痛薬、便秘……身近な薬の不安に答えます

頭痛薬、鎮痛剤　152

Q　時々頭痛が起こるので薬を飲みます。市販の頭痛薬にはいろいろあるのですが、どう選べばいいですか？　152

Q　生理痛もロキソニンが効果的ですか？　153

Q　冷房にとても弱く、夏季に飲食店やデパートに入るとすぐに頭痛が起こります。いつもすぐ飲めるように市販の頭痛薬を持ち歩いているのですが、友達は「そんなことで薬を飲むの？」とビックリします。ダメなんでしょうか？　153

便秘薬　154

Q　ひどい便秘です。放っておくと1週間お通じがないこともざらです。いつも便秘薬（下剤）を使って出しています。でも便秘薬を飲むといつもお腹を壊します。どうしたらいいのでしょうか。　154

クララのつぶやき　高齢者の便秘に注意！　156

風邪薬　157

Q　市販の風邪薬と栄養ドリンクを一緒に飲むとよく効くのでいつもそうしていますが、先日会社の同僚に「それはカフェインの摂りすぎになるからダメだよ」と言われました。風邪薬にカフェインなんて入っているのですか？　157

Q　夫は薬嫌いで風邪をひいても薬を飲みません。私は風邪をひきそうになったら早めに飲むタイプ。それが子どものころからの習慣だったので、風邪をひいても薬を飲まない人にビックリです。どちらが正しいですか？　158

クララのつぶやき　風邪を治すために一番大事なこと　159

その他 160

Q 人間用の風邪薬や下痢止めをペットに飲ませてもいいですか？ 160

第8章 薬に頼らない健康体を手に入れるために

食事で気をつけるべきこと 167
かつての長寿県・沖縄の今の姿 168
長寿・沖縄を取り戻したい！ 170
クララのつぶやき 沖縄の元気なおばあちゃんの話 171
クララの薬草箱 クララのヘルシーレシピを公開！ 173
イナムドゥチ／クーブイリチー
「ほんのちょっと」でいいから運動を 175
どんな運動をすればいい？ 176
あとがき 178
参考サイト 182

序　章

そうだ！薬剤師さんに相談だ！

体をめぐるお薬の旅

みなさんは、「薬はどうやって効くのか」って考えたことがありますか？

これが意外と誤解されているのです。

頭が痛いとき、頭痛薬を飲んだとします。すると薬はどうなるのでしょうか？まっすぐ頭に向かって痛みの素をやっつける……!? そんなはずないのですが、なぜかそう思い込んでいる人が多くいます。

口から飲む薬の多くは胃で溶かされて小腸で吸収されます（薬によっては胃で溶けずに腸で溶けるものもあります）。

このとき空腹だと胃から小腸に速やかに進みますが、食べ物がお腹にあると小腸に届くまで時間がかかります。薬を早く吸収させたいのか、遅く吸収させたいのかで、いつ飲むかが決まっているのです。また空腹時に飲むと胃を荒らす薬もあるので、その場合も食後に飲むようになっています。

小腸で吸収された薬は血液に取り込まれ、肝臓を経て、血液に乗って全身をめぐります。お薬は全身を旅しているんです。そして患部に届くと、そこで作用します。頭痛は頭だけ、生理痛はお腹にだけピンポイントに届けられるのではないのです。全身をめぐるから、患部以外のところで作用してしまうこともあります。それが副作用です。たとえば風邪薬で咳や鼻水が改善したけれど、眠くなる……などといったことです。

この薬の体内トラベルに要する時間は20分から30分。つまり薬を飲んで効き目が表れるまで20〜30分かかるということです。

役目を終えた薬は腎臓にたどり着き、尿と一緒に体外に排出されます。

クララのつぶやき

その薬、本当に必要ですか？

お薬が全身をめぐることを考えると、やたら簡単に市販薬を飲むのは考えもの。「ちょっとでも頭痛がするとすぐに飲む」「風邪が怖いから予防的に風邪薬を飲む」といった飲み方は感心できません。

もちろん本当に頭痛がしたり、風邪をひいたときはいいのですが、薬を飲むのがクセになっている人は「本当にその薬が必要か」ということを考えてみましょう。

お薬、重複していませんか？

74歳の和代さんは普段、内科と眼科に通っているのですが、時々は歯科にも通っているそうです。

はじめて当薬局にいらして、お薬手帳を見せてもらってビックリです。内科と眼科で血圧の薬が出ていて、さらに内科、眼科、歯科の3か所それぞれで痛み止めが出ているのです。またこれとは別に内科では風邪をひいたときには頭痛薬ももらっていたといいます。

血圧の薬が2剤、痛み止めにいたっては4剤も重複しています。こんなに飲んだら副作用が怖いです。

患者さん本人が申告しない限り、それぞれの先生はほかにどの科に通っているかわかりません。

薬の重複を避けるには

複数の病院にかかっていると、こうした「お薬の重複」が起こりかねません。患者さんご自身も重複に気づかなかったりします。

こうした重複や薬の過剰投与を避けるためにも「お薬手帳」を持ってほしいです。高齢者の方は、特に複数の科を受診されることが多いですから必携です。

「お薬手帳」があれば、私たち薬剤師は重複に気づくことができます。その場合は病院に連絡してお薬を調整します。もちろん患者さんには「この痛み止めはダブっていますから、飲まないようにしてくださいね」と説明します。

薬が多すぎて飲み切れない！

重複とは別に、「薬が多すぎる」という悩みを持っている人はとても多いです。特に高齢者はどなたも多くの薬を飲んでいらっしゃいます。

「ポリファーマシー」という言葉があります。ポリは「多くの」という意味、「ファーマシー」は薬です。薬を多く出しすぎることによる、さまざまな弊害が起こることをいいます。もちろん処方をするのは医師であって薬剤師が立ち入る分野ではないのですが、それにしても処方を見ていて、「それにしてもちょっと多いかな」と思ってしまうときがあるのも事実です。

たとえば風邪薬2週間分という処方。風邪なら3日か、せいぜい5日でいいと思うのですが、多めに出されることもあります。すると薬が余ってしまいます。

医療費が国家予算を大きく圧迫し、削減が叫ばれる中、薬の過剰投与は大きな問題だと思います。

「薬を多く出してくれるのがいいお医者さん」という思い込み

しかしこれは患者さんの側の問題でもあります。お薬を出してほしがるのですね。「お薬を多く出してくれるお医者さんがいいお医者さん」という思い込みがあるんです。特に沖縄では、医師不足が深刻だった時代があるため、よけい薬信仰、医者信仰みたいなものがあります。

医師には言いづらいのか、薬局に来て「あの薬が欲しいので○○先生に言ってもらえませんか？」なんて頼んでくる人もいます。患者さん側も、意識を変えていく必要があると思います。

クララのつぶやき

クララも絶賛！ 最低限の薬しか出さないすばらしいドクター

ある医師が風邪の患者さんに対して「これはうがい薬だけでいいよ」と言ってイソジンガーグルを処方したそうです。

ところがその患者さんは「あの先生はイソジンガーグルしかくれなかったからヤブ医者だ」と言って怒り出したというのです。

私はイソジンガーグルだけを出す医師はすばらしいお医者さんだと思うのですが……。

「かかりつけ薬局」を持とう！

みなさんは処方せんが出たとき、どこでお薬をもらいますか？

「なんとなく病院の近くでもらっている」

「目についた薬局で……」

という人も多いかもしれませんね。

でも、薬局は「かかりつけ」を持つことをお勧めします。みなさん、お医者さんはだいたい「かかりつけ」を持っていますが、薬局もそれと同じで「いつものココ」を決めたほうがいいです。

かかりつけの薬局を持つことで、お薬の重複を避けることもできるし、健康相談もできます。

「薬剤師に相談？」

そうです、薬剤師は薬の調合だけをするのではありません。「薬や健康のことを気軽に相談していい」のです。たとえば病院に行って聞くまでもないけれど、ちょっとした心配事があるとき、ぜひ薬剤師を活用してください。

そのためにも「かかりつけの薬局」を持つことをお勧めします。顔見知りの薬剤師さんがいれば、ちょっとしたことでも気軽に聞きやすいですよね。

別にお薬を買わなくても、処方せんを持ってなくてもいいのですよ。気軽に薬剤師に相談してください。

＊こんなことも薬剤師に相談してＯＫ！

・病院に行ったほうがいいのかどうか、わからない
・どの診療科に行けばいいのか、わからない
・市販薬を買いたいけど何を買えばいいか、わからない
・介護の不安や心配事について

かかりつけ薬局の探し方

では、かかりつけ薬局はどのように探せばいいのでしょうか。

別に特別なことはなく、「家や職場の近くの薬局」で探せばいいのです。処方せんを受け付けてくれる薬局（調剤薬局）ならどこでも大丈夫です。化粧品や日用品を販売しているドラッグストアでは処方せん受付をしていない場合があるので気をつけてください。

その中で、「このお店は雰囲気がいいな」「この薬剤師さんなら気軽に相談ができそうだ」と思えるところを選べばいいと思います。

かかりつけ薬局を決めたら、ちょっとした手続きをしてください。そうです、「かかりつけ薬局を決める」ということは、自分で「ここが自分のかかりつけ」と決めればいいというものではなく、薬局とちょっとした「取り決め」を交わす必要があるのです。取り決めといっても10分もかかりません。

まず薬局で、「かかりつけ薬局になってほしい」と告げます。すると、薬剤師から簡単な問診、同意書へのサインなどを求められます。

かかりつけ薬局を決めると、かかりつけ指導料がかかります。

「えー、お金がかかるの？」と思われるかもしれませんが、3割負担の場合は1回につき60円から100円程度です。この値段でサポートが受けられると思えばオトクではないでしょうか。

こうしてかかりつけ薬剤師を決めると、処方せんがなくても、休日や夜間でも相談ができます。これは持病のある方や高齢者にとってとても安心なことだと思います。みなさんもぜひ「かかりつけ薬局」を持ってください。

薬の基本、私の薬に対する考え方がおわかりいただけたでしょうか？

では、次章からいよいよみなさんの薬の疑問に答えていきたいと思います。

第1章

お薬の素朴な疑問に答えます

薬について

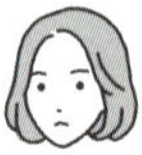

飲み薬、注射など、薬にはいろいろなタイプがあるのはなぜですか？

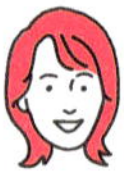

薬は内服薬、注射薬のほか、外用薬の3種類に分かれます。それぞれ目的や用途によって使い分けがあります。

内服薬はいわゆる飲み薬。胃や腸から吸収されて、血液に乗って全身に作用します。

注射薬は注射によって直接血液に入れます。有効成分がすぐに血液に乗って全身をめぐるので即効性があります。

外用薬は目薬、貼り薬、塗り薬など局所に効かせるお薬です。吸入薬、坐薬も外用薬の一種です。

クララの薬草箱

包装シートが「ニコイチ」の理由

錠剤やカプセルの包装シートは1個ではなく、2個ずつ小分けにできるようになっています。「なぜ1個ずつ小分けにできないのかな？」と疑問に思ったことがありませんか？　これには実は、理由があるんです。

昔は1個ずつ切り離せるようになっていたのですが、なんとこれをそのまま、包装シートごと飲んでしまう人が結構いたからです。それで食道炎になったり、腹痛を起こしたというケースもありました。

そこで少しでも誤飲を防ぐために「2個セット」になったのです。市販薬もそうなっていると思います。

それでもはさみでカットするなどして、包装シートごと誤飲する例が後を絶ちません。まわりに高齢者、認知症の方がいたら、気を配ってあげてください。

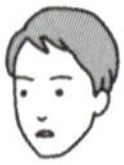

飲み薬には錠剤、顆粒など形がいろいろありますが、形状によって効き目が違うんでしょうか？

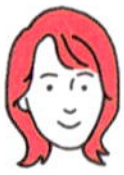

内服薬は錠剤、カプセル、粉薬（散剤）、それからシロップ剤など、いろいろな形状があります。

形が違うのは、いくつか理由があって、ひとつは飲みやすくするため、扱いやすくするため。

もうひとつは効果を早く出したい、あるいはゆっくり出したいときなど、効かせる時間のコントロールのためです。

粉末（散剤）や顆粒は比較的早く溶けて作用しますが、錠剤はゆっくり溶けて、段階的に効果を発揮するなどの工夫がされているものもあります。早く効くのは粉末（散剤）、顆粒、錠剤の順です。

薬の種類

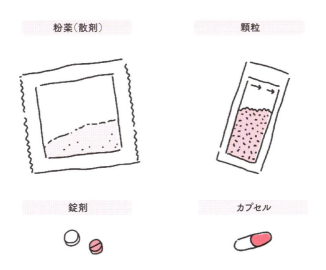

粉薬（散剤）

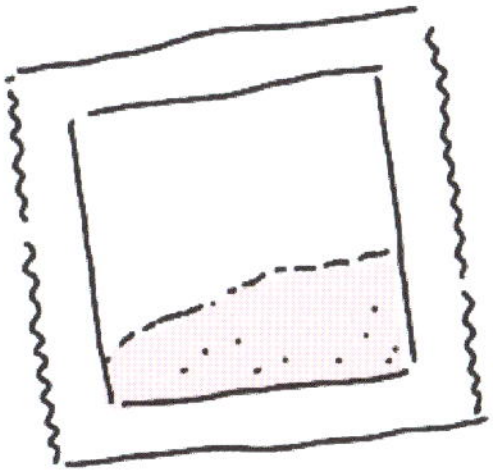

顆粒

錠剤

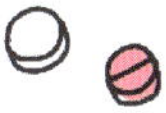

カプセル

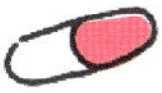

錠剤が溶けていく流れ

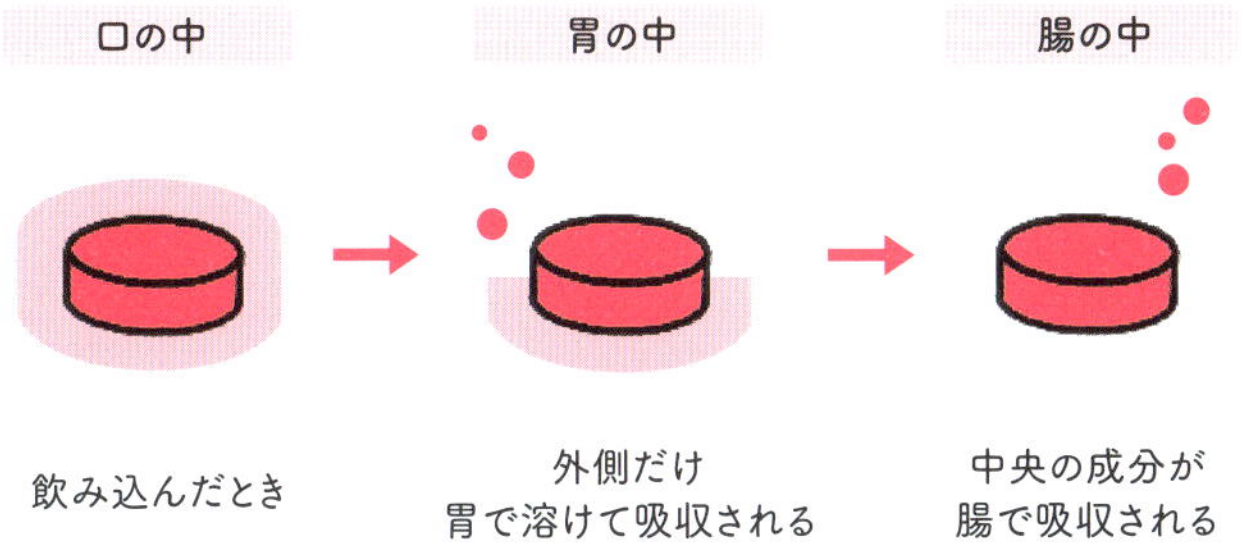

クララのつぶやき

薬の進化はすごい！

最近は薬も優秀になってきていて、たとえば錠剤も何層にもなっていて、胃では外の層が溶けて、腸では内側の層が溶けるようになっていたり、カプセルの中にコーティングされている顆粒が入っていたりします。

あるいはカプセルの中に錠剤が入っていたり、ひとつの錠剤でも時間差で効果が出るようになっていたり……。薬も本当にビックリするほど進化しているのです。

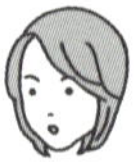

睡眠薬と睡眠導入剤はどう違うのですか？

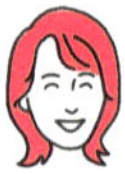

睡眠導入剤は寝つきをよくしてくれるお薬で、あとは自分の睡眠力で寝てくださいというもの。だから薬が効くのは2〜3時間です。寝つきの悪い人向けの薬です。これに対して睡眠薬は効き目が長く、薬の力で睡眠をコントロールします。

夜中に何度も目覚めてしまう人、眠りが浅い人向けです。これも効き目が比較的短いものや長いものがあります。

睡眠薬は効き目が長い分、目覚めてもしばらくボーッとして、目覚めが悪いと感じてしまうことがあります。

お薬を飲む時間帯

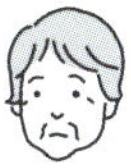

「食前」、「食後」というのは、具体的にはどのぐらいの時間を指しますか？

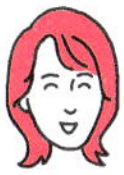

食前は食事の前1時間から30分。食後は食事の後、20～30分後を指します。「食前」は食事の直前、「食後」は食べてすぐに飲んでいる方も多いのですが、本当はそうではないのです。それぞれ「食事の前後約30分」と覚えておくといいと思います。
食前に飲むお薬は食べる前に飲むことで効果があります。食後に飲む薬は胃の

中に食べ物があることで、胃への刺激が少なくなったり、吸収がアップするものです。タイプとしては食後に飲む薬が最も多いです。

お腹がいっぱいの状態で薬を飲むと効き目が少し弱まるので、食後30分ぐらいして、ちょっと胃が落ち着いたぐらいがベストなのです。

でも食前はともかく「食後30分」というと忘れてしまいがちですね。その場合は「食後すぐ」でもかまいません。「食後30分してから飲もう」と思って飲み忘れるぐらいなら、食後すぐでも飲んだほうがいいからです。

また一般的な「食前」「食後」とは別に、「食直前」「食直後」の薬もあり、これは文字通り食事の直前、直後に飲みます。

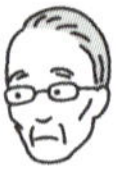

「食間」とはいつのことですか？

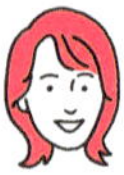

まえがきに書いたように誤解している人が多いのがこれ。「食間」とは「ごはんを食べている最中」ということではありません。

食間とは食事と食事の間のこと。具体的には食後2時間ぐらいのことを指します。つまり食後2時間ぐらいの空腹時に飲むことで効果を発揮する薬です。朝食を7時に食べてお昼を12時に食べるなら9時ごろ飲みます。

薬はこのほか、「起床時」、「就寝時」、「何時間ごと」という場合もあります。

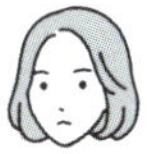

食事が不規則で決まった時間に食べられないし、また食べたり食べなかったりすることもしょっちゅうです。この場合も「食前・食間・食後」を守ったほうがいいのですか？

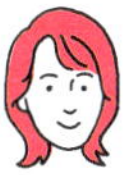

その場合は「時間を決めて飲む」のがいいでしょう。1日2回なら朝9時と夕方6時などといったようにです。できるだけ空腹状態で飲まずに、クラッカー1枚、おせんべい1枚でも食べてから薬を飲むことをお勧めします。
ただ、糖尿病の薬のように空腹時には飲んではいけないものもあります。それも含めて薬剤師に相談しましょう。

薬の飲み方

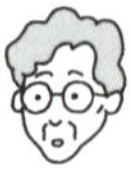

薬は水で飲まないといけませんか？　いつもは食後のお茶で飲んでしまいます。

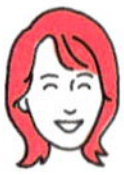

これもとてもよく聞かれる質問です。薬は水かぬるめの白湯で飲むのが原則ですが、お茶でも大丈夫です。

かつては貧血などに処方される鉄剤はお茶と飲むと効果がなくなるといわれたものですが、最近はそんなに神経質にならなくてもいいといわれています。

濃厚な抹茶などではなく、普段家庭で飲むお茶ならばそれで飲んでもかまいませんよ。

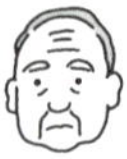

お茶以外の飲み物で飲んではダメですか？

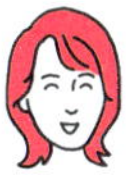

お茶以外のジュース、スポーツドリンク、牛乳、コーヒー・紅茶、お酒では飲まないほうがいいです。これらは薬の効き目を悪くしたり、副作用が出る可能性があるからです。あるいは逆に効き目を強めてしまう場合もあります。もちろん薬によっては問題ないものもあるのですが、個別の話になってしまうので「基本は水、お茶でも可」と覚えておいてください。

クララの薬草箱

薬を「水」で飲むべきもうひとつの理由

水は薬を飲みやすくするために飲むもの……と思っているかもしれませんが、それだけではないのです。

薬を水と一緒に飲むことで、胃の中で溶けやすくなり、吸収されやすいのです。

その意味では水なしで薬を飲むのはよくありません。吸収されにくくなるし、薬が食道を通るときに付着して食道炎などを起こす可能性があるからです。

特に高齢の方はなるべく多めの水で飲んでくださいね。

※水なしで服用できる薬もあります。

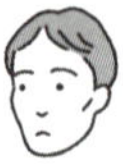

薬を飲んでいるとき、お酒を飲む場合はどのぐらい時間を空ければいいですか？

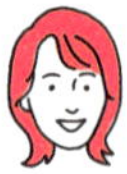

薬を飲んでいるときは、基本的にはお酒は控えてほしいです。お酒は薬の成分と反応して、危険な影響を及ぼす可能性があるからです。ですから一緒に飲むのはもちろんご法度です。特に睡眠剤、抗生剤などお酒と絶対に一緒に飲んではいけない薬もあります。

また「風邪薬をビールで飲む」なんて人もいますが、これは頭がボーッとして、場合によっては意識低下ということになりかねません。

でも、つきあいや忘年会シーズンなどでお酒を飲む場合、「やっぱり少しは飲みたい！」という人がいらっしゃるのも事実です。薬によってはたとえば飲酒の前後3時間を空ければ、飲んでも問題ないというものもあります。薬剤師に相談しましょう。

朝食後に飲む薬があるのですが、いつも食欲がなくて食べられません。食事をしなくても薬を飲んでいいですか？

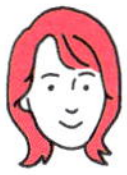

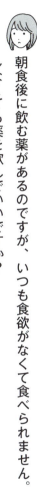

その薬がなぜ食後に飲むように指定されているかというと、胃に負担を与えないためです。ですから空腹の状態で飲むのは好ましくありません。

食欲がなかった、何らかの理由で食事ができなかったという場合はクラッカーやおせんべい、クッキーなど、１枚でいいので、お腹に入れてから飲みましょう。

「食事ができなかったから、せめて牛乳を飲んでから薬を飲もう」という人がいますが、前述のようにこれは好ましくありません。薬によっては、牛乳の成分がお薬を効きにくくしたり、逆に効き目を良くしすぎてしまうことがあるからです。効き目が良すぎると副作用が出ることがあります。

薬の効き目

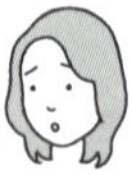

薬の効き目があらわれるまでどのぐらいかかりますか？

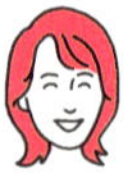

薬によりますが、たいていは15〜30分程度で効き始めます。口から飲んだ薬は胃から腸へ送られ、肝臓を通して血液に入り、全身に運ばれます。ここまで要する時間が15分から30分です。痛み止めなどを飲んで、すぐ効かないからと重ねて飲む人がいますが、これはやめてください。

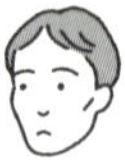

人によって薬が効きづらい、効きやすいというのはありますか？

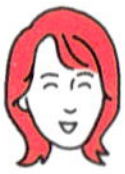

薬の効き目は人によっても異なります。薬を吸収するのは主に小腸ですが、便

秘や下痢など腸の状態が悪いと薬をしっかり吸収できません。

高齢の方などは意外と便秘の方が多いのですが、薬の効き目をよくするためにも、便秘を治すことが大事です。まず腸を整えておくことは大事です。

またタバコを吸っていると一般的に薬の効き目は悪くなります。タバコに含まれる成分が薬の効き目を弱くしたり、持続時間を短くしてしまうことがあるからです。

薬で病気を治そうとしてもタバコのせいで治りが悪くなっては悲しいですね。タバコは「百害あって一利なし」といいますが、薬の面から考えてもそうだと思います。

処方薬について

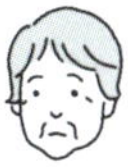

何度も病院に行くのが大変なので、いっぺんにお薬を出してもらうことはできますか？

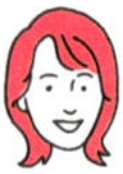

病院で出る処方薬は効果が期待できる分、副作用にも注意を払う必要があります。

このため一度に出す量は医師が決めています。

しかし、事情があって頻繁に受診できない場合や出張や旅行などの場合は融通してもらうことはできますので、医師に相談しましょう。

ただ、長期にお薬を出してもらっても、飲んでいる間に調子が悪くなったり、異変があった場合は医師・薬剤師に相談しましょう。

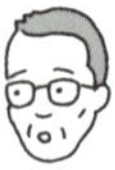

錠剤を噛みくだいたり、カプセルを外して中身だけ飲むと、すぐに効くって本当ですか？

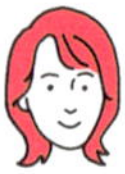

これ、時々高齢の方でいらっしゃるんです。「噛んで飲んだほうがよく効くから」とか「カプセルの中身だけ飲んだほうが飲みやすいから」と言ってこのような飲み方をされる方。

44ページで述べたように、薬はどこで溶けるのか、どのぐらいの速さで溶けるのかを計算して作られています。噛んで飲んだり、カプセルから出してしまうと、薬によってはかえって効き目が悪くなったり、場合によっては危険なことさえあります。薬は早く効けばいいというものではないのです。

「チュアブル錠」といって噛んで飲むタイプの薬もありますが、それ以外は決して勝手に噛んだり、カプセルから出したりして飲まないでください。

もし飲みづらい場合は医師・薬剤師に相談しましょう。飲みやすい形に変えてもらうことも可能です。

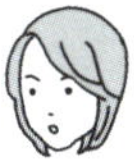

処方された薬を全部飲む前に治った感じがします。こんなときは飲み残してもいいですか？

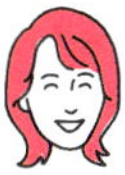

処方された薬は飲み切るのが基本です。ただ、医師から「症状が良くなったら飲むのをやめていいですよ」と説明があったものは、症状が改善したら中止してください。逆に勝手に中止するとかえって危険な薬もあります。たとえば抗生物質。細菌を殺すお薬ですが、途中でやめてしまうと、残った菌から「耐性

菌」といって薬の効かない菌ができてしまう恐れがあります。良くなったように見えても、体内に菌が残っている可能性があるので、勝手に中止するのは絶対にやめましょう。

このほか、高血圧の薬、胃潰瘍の薬、ステロイド、抗うつ剤など勝手にやめると危険な薬、かえって症状が悪化する可能性のある薬はたくさんあります。症状を早く治すためにも処方薬は指示通りに飲んでください。

クララのつぶやき

私の失敗談から学んでほしいこと

「薬は飲み切りましょう」と言っておきながら、私自身もこんな失敗をしています。抗生物質を処方してもらったときがあったのですが、2日ぐらいしたらよくなったので、勝手にやめてしまったんですね。後日、検査してみたらMRSAという耐性菌ができていたんです。身をもって「抗生物質は処方された分を飲み切らなくてはいけない！」と思い知りました。みなさんには、このような思いをしてほしくないと強く思います。

市販薬（OTC薬）について

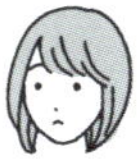

病院で処方される薬と市販の薬はどう違うのですか？

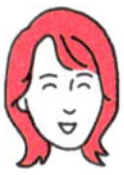

病院で処方される薬は、医師や薬剤師の管理のもと扱われるべき薬です。その人の症状に合わせて処方されますから、その分効果が高いものとなっています。一方、市販薬は一般の人が薬局やドラッグストアで購入できる薬です。誰でも使えるように、成分の種類や量は安全性の高いものとなっています。その分、処方薬のような効果は期待できません。

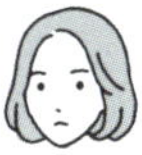

市販薬はどのような場合に使えばいいですか？　処方薬との使い分けは？

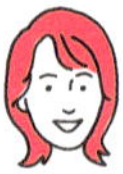

市販薬は薬剤師の説明を受けたうえで、自分の判断で購入して自己責任で使うものです。ですから症状がごく軽いうち、体調不良の初期状態で使うべきものといえます。市販薬を飲んでも症状が治まらない、悪化しているなどの状況があれば速やかに受診しましょう。

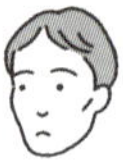

市販薬もコンビニエンスストアなどで買えるものと薬剤師さんがいないと買えないものがあるのはなぜですか？

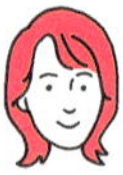

市販薬は第1類、第2類、第3類と3つのグループに分かれています。
第1類は一部の解熱鎮痛薬などの薬で、薬剤師が副作用や飲み合わせなどの説明をしたうえで販売するものです。
第2類は風邪薬や解熱鎮痛剤などで、薬剤師や講習を受けた登録販売者が販売することができます。説明は任意となっています。
第3類はビタミン剤や胃腸薬、整腸剤などで、薬剤師や登録販売者が対応します。説明は特には不要とされています。

第1類の薬は薬剤師がいないと買えませんが、第2類、第3類は薬剤師が不在でも購入できるのです。

クララの薬草箱

薬の添付文書、捨てていませんか？

市販薬についている添付説明書、どうしていますか？　パッケージを開けたときにいきなり捨てていませんか？　飲み方や副作用など大切なことが書かれているので捨てないで取っておいてくださいね。

とはいえ、説明書は字が細かいし、急いで飲みたいときなど読むのが大変ですね。でも、急ぐときでも最低限、次の2つのポイントだけは必ずチェックしてください。

・服用方法
・使用上の注意（してはいけないこと、相談すること、副作用など）

たいてい重要なことは「太字」で書かれていますから、その部分は注意して読みましょう（*1）。

漢方薬について

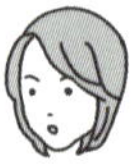

漢方薬と一般の薬の違いはなんですか？

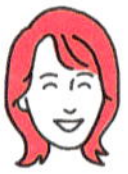

一般的に使われる薬は化学的に合成されたものがほとんどです。これに対して漢方は「生薬」といって天然の薬草や動物由来のものなどが使われます。漢方薬というとなんとなく民間薬というイメージがあるかもしれませんが、最近では病院で新薬と併用して処方されることも増えてきています。

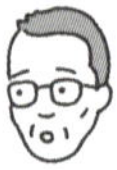

漢方薬はどんな特徴がありますか？

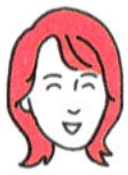

漢方は素早く熱を下げたり、血圧を下げたりといった、急性の疾患には向きません。逆に西洋医学ではなかなか対応できない体質改善、更年期障害など不定《ふてい》

愁訴《しゅうそ》を改善したりするのに向きます。また便秘や胃弱など胃腸も漢方薬がよく使われます。

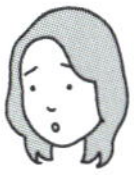

漢方薬でも副作用がありますか？

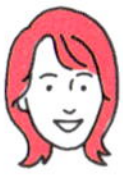

漢方薬は効き目が比較的穏やかなため、副作用がない、あるいは少ないと思われている方も多いのですが、漢方薬にも副作用はあります。容量、用法をきちんと守って飲んでください。

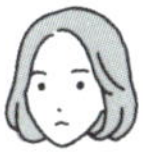

薬はどこに保管すればいいですか？　冷蔵庫に入れておけば長持ちしますか？

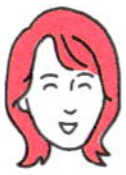

薬は高温多湿、直射日光の当たるところを避け、室内で保管するのが基本です。湿気がよくないので、缶などに乾燥材とともに入れて保管することをお勧めしています。シロップなど冷蔵庫で保管するように指示される薬もありますが、そうでない限り、冷蔵庫に入れるのはよくありません。取り出して飲んで、ま

た冷蔵庫に入れることで「温度差」が出てしまい、かえって湿気てしまうことがあるからです。これは薬だけでなくサプリメント類も同じです。

なお冷蔵庫に入れたからといって長持ちするわけではありません。

また車に薬を置いている人が結構いるんですね。「毎日の通勤に使うから車に置いておけば飲み忘れがない」と言うのですが、車は夏などかなりの高温になります。車の中に薬を置くのはやめましょう。

クララのつぶやき

超危険！「お菓子の箱」事件

病院に勤務しているとき、こんなことがありました。

おばあちゃんが入院したということで、小さいお孫さんたちがお見舞いに来たんですね。おばあちゃんはキャラメルの箱に薬を入れていて、お孫さんたちは「あ、キャラメルだ！」と持ち帰ってしまって、家でそれを食べようとしたそうです。お母さんがそれを見つけて、慌てて止めたというのですが、本当に間一髪、恐ろしい話です。

これに限らず、小さいお子さんがいるご家庭では薬の保管には特に気をつけていただきたいと思います。

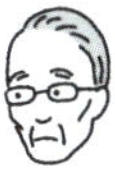

塗り薬（外用薬）は開封後、どのくらいまで使っていいのですか？

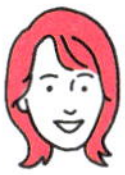

きちんとフタをしめて、適切に保存されたものならば使用期限内であれば使ってもいいと思います。しばらく使わなかった場合は、先端を5ミリほど出して捨ててから、使うことをお勧めします。先端は空気に触れて雑菌がついている場合があるからです。変色していたり、油が分離しているようなものは捨てましょう。

旅行中の薬・常備薬

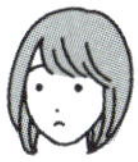

旅行に行くときに、持って行くべきお薬を教えてください。

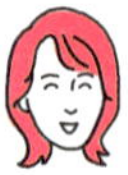

持病がある人はもちろんそれを持って行きますが、それ以外では次のようなものをそろえておくといいと思います。

・風邪薬　・鎮痛剤（カロナールなど）
・整腸剤（ビオフェルミン）　・酔い止め薬（乗り物酔いをする場合）
・湿布薬、ばんそうこう、うがい薬、消毒薬

なお、このリストは家での常備薬としても使えます。

海外旅行に行くときは、薬は必ず持って行きましょう。旅先で不調が起こって薬を買いたいと思っても、海外の薬は日本とは事情が異なります。たとえば同じ解熱鎮痛剤でも、日本では承認されていない成分が使われていたり、成分の含有量が多いこともあります。

そうでなくても外国語で表記されている薬を買うのはとても不安なもの。薬は多めに準備していきましょう。国によっては日本語に通じる医療機関もあります。

クララのつぶやき

「下痢止め」はむやみに使わないで……

海外旅行というと「下痢止め」を持って行く人が多いのですが、私はあまり勧めていません。下痢は「悪いものを外に出す」という自然の作用ですから、無理に止めるのは逆に体に負担になってしまうからです。

食中毒で下痢を起こしている場合、下痢を止めたせいで菌が全身に回る恐れもあります。下痢は無理に止めないほうがいいのです。発熱、嘔吐、激しい腹痛などの症状があるときは、医療機関を受診しましょう。

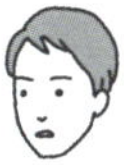

長期に海外出張に行くのですが、今持っている薬の量から計算すると、最後の３日間は降圧剤を切らしてしまうことになります。帰国後すぐに受診すれば３日ぐらいは大丈夫ですか？

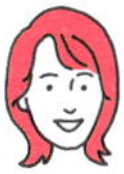

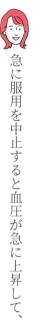

急に服用を中止すると血圧が急に上昇して、最悪は脳卒中や心筋梗塞を起こす

可能性もあります。慌ただしい出張の前に病院に行くのは大変という気持ちもわかりますが、命のお守りと思って受診して、十分な量の薬を持って行ってください。

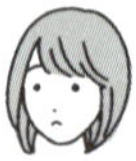

海外旅行で時差がある国に行くと、薬を飲むタイミングがわからなくなってしまいます。どうしたらいいですか？

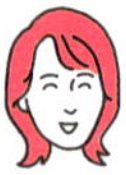

その場合は現地時間に従って飲むことをお勧めしています。たとえば日本で朝飲んでいたら、「現地時間の朝」に飲みます。「1日3回食後」ならば、現地時間の3食後に飲みます。

長時間飛行機に乗る場合は、「あれ、今日は薬を飲んだっけ？」とわからなくなってしまうこともあるので、いつ飲んだかをメモをしておくといいですね。

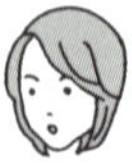

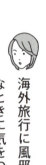

海外旅行に風邪薬を持って行くのを忘れ、現地で買うことになりました。こんなときに気をつけるべきことは？

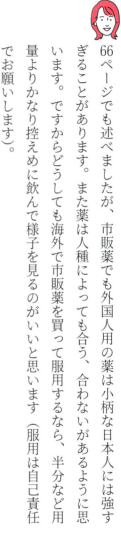

66ページでも述べましたが、市販薬でも外国人用の薬は小柄な日本人には強すぎることがあります。また薬は人種によっても合う、合わないがあるように思います。ですからどうしても海外で市販薬を買って服用するなら、半分など用量よりかなり控えめに飲んで様子を見るのがいいと思います（服用は自己責任でお願いします）。

クララの薬草箱

防災グッズに薬を！

防災グッズを常備している人は多いと思います。持病があって薬を飲んでいる人はぜひ防災グッズの中に薬を加えてください。

血圧の薬や糖尿病の薬など、切らすと大変です。大規模な災害があった場合、すぐに医療機関が受診できない可能性があります。目安として3日ほどの薬は非常持ち出し袋の中に入れておきましょう。

でもこれも期限切れになっていないか、時々はチェックしてくださいね。

また飲んでいる薬をメモするか、スマホで写真を撮って保存しておくことをお勧めします。あるいは処方せんをもらったときに必ず入っている説明書を、持ち出し袋に一緒に入れておくのもいいと思います。

というのも、非常時に保険証やお薬手帳が持ち出せなくても、こうした情報があれば薬を出せるからです。

第 2 章

薬局、お薬手帳の疑問に答えます

薬局について

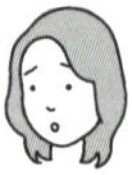

処方せんはどこの薬局でも受け取ってもらえるのですか？　いつも病院の近くでもらっていますが、混んでいて困っています。

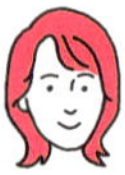

処方せんは全国どこの調剤薬局でももらえます！　病院を出たところにある薬局だけでなくても大丈夫なんです。「かかりつけ薬局」を決めておけば、どの病院にかかってもそこに持って行けばいいのでラクだと思います。

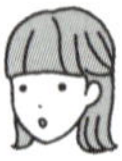

調剤薬局ってなんですか？

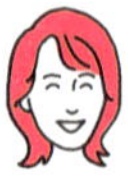

調剤薬局とは薬剤師がいて、処方せんに基づいて薬を調合する薬局のことです。「保険薬局」「処方箋薬局」ともいいます。

ドラッグストアなど、薬を販売していても、処方せんを受け付けないところもあります。「保険薬局」「処方箋受付」と書かれたところに出しましょう。

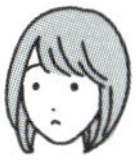

処方せんに有効期限があるのですか？　急ぐ薬ではなかったので、数日してから薬局に行ったら「期限切れ」といわれたのですが。

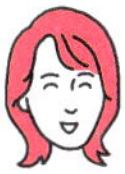

ありますよ！　通常はその日を入れて４日です。有効期限が切れた処方せんを持って来られてもお薬は出せません。

この場合は再度病院に行って診察を受け、新たに処方せんをもらってこなくてはいけません。期限切れの処方せんを持って来られる方、少なからずいらっしゃいます。金曜日や連休前などに処方せんをもらったときなどは、特に注意してください。

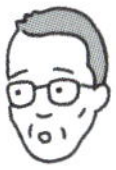

昔は病院で薬をもらっていましたが、最近では外の薬局でもらうのが普通です。なぜ病院でお薬が受け取れないのですか？

そうですね、昔は「院内処方」が一般的でしたが、今は外の調剤薬局で薬をもらう「院外処方」が多くなっています。これは国の政策として「医薬分業」を進めてきたからです。

「なぜそんな面倒なことをするのか」と思われるかもしれませんね。これはちゃんと意味があるのです。院外処方にして薬剤師が処方せんを扱うことで、お薬が適切に処方されているかどうか、大量処方がされていないか、チェックすることができるというものです。つまり、より患者さんが安全に、適切に薬を使用できるようにという対策なのです。

クララの薬草箱

薬局の待ち時間を減らすには

病院で何時間もかかってやっと支払いを終えて外へ。ところが今度は薬局も混雑していて待たされ……。これでは余計に具合が悪くなりそうですね。

薬局の待ち時間を減らす方法、あります！

処方せんをもらったらファックスかメールで先に薬局に送っておいて、あとから取りに行くのです。

ファックスは病院に置いてあることも多いです。メールの場合は処方せんをスマホで撮影し、メールに添付して送ります。準備ができたら薬局からメールで連絡がきます。すべての薬局がネット受付をしているわけではないので、事前に確認してください。最近では処方せんネット受付のアプリもあるようです。

注意してほしいのは、ファックスやメールで先に送った場合でも、受け取り時には「処方せん（本体）」が必要だということです。「送ったから大丈夫」とばかり処方せんを捨ててしまわないように気をつけてください。

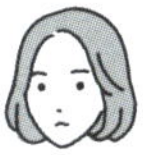

いつも同じ薬を処方してもらっていますが、たまたま違う薬局で薬をもらったら値段が違うのにビックリ。薬局によって薬の値段は変わるのですか？

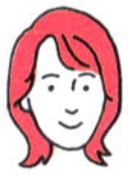

そうですね、薬局によって多少の違いがあります。

お薬を処方してもらうと、領収書と一緒に「明細書」がついてきます。これをよく見ると、薬の代金以外にも「調剤基本料」「薬剤服用歴管理指導料」などがかかっていることがおわかりだと思います。

このうち「調剤基本料」が薬局によって異なるのです。

大きな病院の敷地内にある「門前薬局」、病院の門前にある「大手チェーンの門前薬局」、(大手チェーンでない)「門前薬局」、さらには「街中の薬局」で「調剤基本料」が異なるのです。

患者さんが支払う自己負担額は、処方せんの受け付け1回につき、「街中の薬局」では120円(70歳未満で3割負担の場合、以下同)、「門前薬局」では80円、「大手チェーンの門前薬局」で50～60円となります。

ちなみにお薬の値段(薬価)自体は全国一律です。

クララのつぶやき

本当にいい薬局を選ぶには

では薬局はなるべく安いところを選べばいいのでしょうか。

たとえば2週間に一度、薬を処方してもらう人なら、60円の違いであっても年間で考えれば１０００円以上の違いになります。

ただ、薬局は「ただ薬を受け取ればいい」というものではなく、薬剤師さんに気軽に健康相談のできる場所でもあります。それを考えると、数十円の差ではなく、「最も相談しやすい薬局」を選ぶのが大事だと私は考えます。

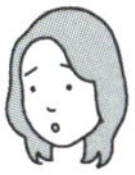

「ジェネリックもありますが、どうしますか?」と聞かれるといつも困ってしまいます。ジェネリックは先発薬とまったく同じと考えていいのですか?

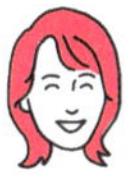

ジェネリックも先発薬も有効成分とその量はまったく同じです。
ただ、メーカーによって、添加物（賦形《ふけい》剤・結合剤・崩壊剤など）が少々違います。薬も有効成分だけでできているわけではなく、錠剤や粉薬のかさを増すために乳糖などを使うのですが、それを賦形剤といいます。あるいは味や色を付けたりすることもあり、これもメーカーによって変えていいところです。
ジェネリックの中でも2番目に出たもの、3番目に出たものなど、いくつもあるものがあって、薬価も少しずつ違ってきます。教科書的にいえば、有効成分が同じだから、効き方も安全性も同じなのですが、あとはもう患者さんの考え方です。

「やっぱり先発薬のほうが信頼できる」と思うなら先発薬でいいし、「効果が同じなら安いほうがいい」というならジェネリックを選ぶということでいいと思います。

医師によっても考え方が異なります。処方せんをもらうときに、「先生のご意見はいかがですか？」と聞いてもいいと思います。

その他

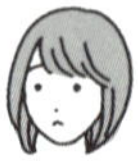

「薬剤師に相談」といいますが、本当に相談して大丈夫ですか？　何かみなさん忙しそうで、話しかけづらいのですが……。

大丈夫です！　患者さんの相談に乗ることも薬剤師の大切な業務です。決して処方せんをもらって薬を渡すだけが薬剤師の仕事ではありません。極端なことをいえば、処方せんを持ってなくても、薬を買わなくても、相談だけしていいのです。「それは気がひける」と思ってしまう人も多いかもしれませんね。そういうときこそ「かかりつけ薬局」が生きてきます。いつもの顔見知りの薬剤師さんなら、小さなことでも相談しやすいはずです。

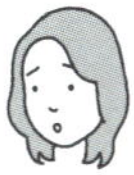

今まで自宅で闘病生活をしており、かかりつけの薬剤師の方とも密に連絡をとっていました。そんな中しばらく入院することになったのですが、その病院には薬剤師の方がいるので、そこでお世話になることになりそうです。薬剤師さん同士で引き継ぎなどしていただくことはできますか？　かかりつけ薬剤師さんをとても頼りにしていろいろ相談もしていたので、細かい部分を病院側に伝えてほしいなと思います。

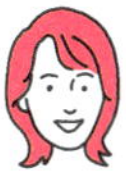

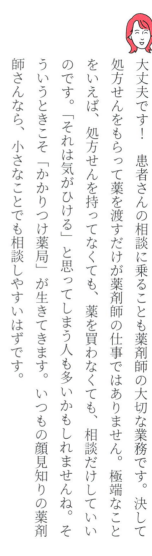

もちろんできます。「薬薬連携」といって、それまでかかっていた薬剤師と新

たに担当する薬剤師の間で、情報をやり取りします。これは特に患者さんからの要請がなくても、こちらの業務として行うことなので心配しなくても大丈夫です。

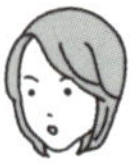

病院選びにいつも困って、結局は大学病院に行ってしまいます。でも大学病院は待ち時間が長くて……。上手な病院選びの方法はありますか？

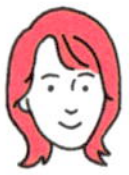

大学病院や国立病院などの大病院は一般の医療機関では行うことが難しい、高度な専門医療を提供するという役割を持っています。

必要な人に必要な医療がいきわたるためにも、日常的な病気やケガの場合はまずは地元の病院で見てもらうことが望まれます。そこで必要があれば大病院に紹介状を書いてもらいます。

大病院は紹介なしで行くと、保険の種類にかかわらず特別の初診料（5000円以上）がかかる場合があります。また大病院は待ち時間が長く、子どもや高齢者にはそれも負担となりますね。

信頼のできる地域の病院、かかりつけ医を持っておくことは大事です。ではそうした病院はどうやって探せばいいのでしょうか。これも「かかりつけ薬局」で相談するのがお勧めです。

口コミやネット情報もいいのですが、薬剤師は地域の情報を持っているし、専門の立場からアドバイスができます。

「お薬手帳」について

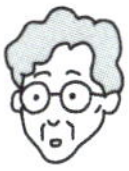

お薬手帳はいつ、どこで見せればいいですか？

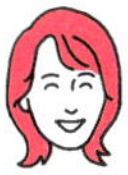

病院と薬局、両方に出してください。診察のときに医師に見せて、薬局で処方せんを出すときに一緒に出しましょう。

すでに述べたように、お薬手帳があると薬の履歴がわかり、薬の重複を避けたり、飲み合わせのチェックができます。またアレルギー、副作用などの情報も書き込むことができますから、貴重な情報源となります。

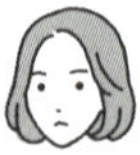

お薬手帳はどの病院、どの薬局に出してもいいのですか？

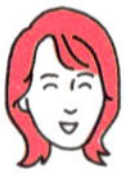

もちろんです！　全国どの病院、どの薬局にかかるときも出せます。

クララのつぶやき

緊急時に発揮される「お薬手帳」の威力

東北地方の薬剤師さんから聞いたのですが、東日本大震災のとき、「お薬手帳」がものすごく役に立ったそうなんです。

病院が被災してカルテも全部流されてしまい、持病がある人はもうどうしようもない。そのときにお薬手帳があれば、何を飲んでいたかわかるから、薬を出せるのです。このような緊急事態では、その薬を飲んでいることがわかれば、処方せんがなくても薬剤師が薬を出すことができるのです。お薬手帳、本当に大事です。

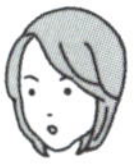

お薬手帳は、市販薬を買うときにも役立ちますか？

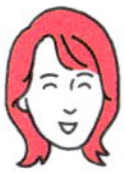

役に立ちます！　市販薬を買うときも、お薬手帳を出して「こういう薬を飲んでいるのですが、風邪薬はどんなものがいいですか？」と薬剤師に相談することができます。１０２ページで述べるように、お薬によっては飲み合わせを避けるべきものもあります。お薬手帳があればそうしたチェックもできるのです。

いろいろな病院にかかっているうちに、お薬手帳が何冊もできてしまいました。どうすればいいですか？

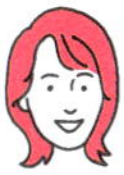

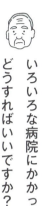

お薬手帳は自分の飲んでいる薬を一元管理するものです。複数持ってしまうと意味がなくなってしまいます。

でも実際にはお薬手帳が何冊もあるという方は多いものです。あるいは「外科は外科用でまとめている」「ひとつの病院につき1冊にしている」などと、「使い分け」をしている人がいるのですが、これだとお薬手帳の意味がなくなってしまいます。

お薬手帳が複数あるという人は薬局にお持ちください。1冊にまとめます。

クララの薬草箱

お薬手帳で薬代が安くなる！

お薬手帳を持っていることで薬局での支払いが安くなる場合があります。6か月以内に同じ薬局で薬を処方してもらったとき、70歳未満（3割負担）であれば40円、70歳以上（1割負担の場合）であれば10円が値引きされるのです。

6か月以上間が空いているとき、違う薬局に行った場合はこの値引きはありません。また病院の前の薬局、チェーン展開している大手薬局ではこの値引きはありません。

第3章

薬の副作用・薬の心配事について答えます

副作用や薬の不安について

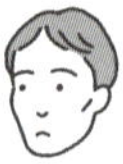

薬にも副作用があるのですか？

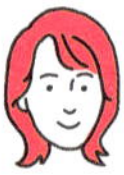

どんな薬にも副作用はあります。たとえば風邪薬を飲んで咳や鼻水が良くなったけれど、眠くなったりボーッとするなどの症状が出ることを「副作用」といいます。

副作用は薬によって違うのはもちろんですが、人によっても、飲み方によっても変わってきます。いつ、どんな薬で副作用が出るのかは一概にはいえません。

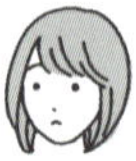

副作用を防ぐことはできますか？

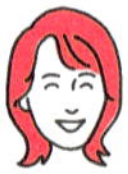

現在使われている薬は多くの手順と治験を踏んで実用化されるため、有効性と

安全性は非常に高いものですが、それでもなお副作用をゼロにすることはできません。

薬を飲んで「何かおかしい」と思ったら飲むのをやめて受診することが大事です。副作用も早期の段階で発見できれば重篤化を防ぐことができます。市販の薬の場合はパッケージを持って行くといいでしょう。

クララのつぶやき

薬は「競争」するものではありません（笑）

血圧の薬を飲んでいる人は多いのですが、「あなた40ミリの薬を飲んでいるの？私は1ミリよ。あなた血圧がすごく高いのね」といった具合に人と比べようとする人がいるのです。「自分のほうが、ミリ数が少ない」と勝ち負けみたいな感じになっているのです。

血圧の薬は人それぞれ違います。有効な量も違うので、内容量（ミリ数）を比べても意味がないのです。

あるいは「この薬効くわよ〜、あなたも出してもらいなさいよ」と人に勧めている人もいますが、Aさんに効く薬がBさんにも同じように効くとは限りません。お薬は人それぞれなんです。

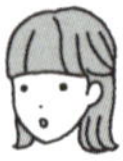

アレルギー体質です。飲んではいけない薬はありますか？

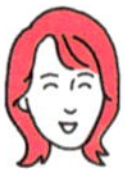

アレルギー体質の人は薬に過敏に反応したり、副作用が出やすい場合があります。

処方せんをもらうときは、必ず医師にその旨を伝えましょう。食物アレルギーの場合も、どの食物にアレルギーがあるのか、全部伝えてください。

市販薬を買う場合も、薬剤師に相談して買いましょう。

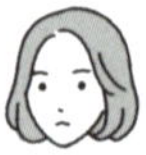

以前、薬を飲んだときにアレルギー（発疹）が出たことがあります。今後はどう気をつければいいですか？

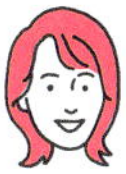

これは「薬物アレルギー」といって、薬の副作用のひとつです。薬を飲むことによって発疹やかゆみなどのアレルギー症状が出るものです。
一度でも薬物アレルギーを起こしたことのある人は必ず医師・薬剤師に相談してください。一度薬でアレルギーを起こした人は、その後、同じような薬でもアレルギーを起こすことがあるからです。また家族に薬物アレルギーを起こした人がいる人も必ず伝えてください。

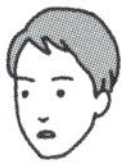

薬について不安があり、どこかで相談がしたいのですが、近くに相談できる薬局がありません。どうしたらいいですか？

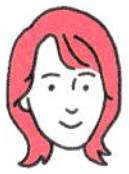

薬の効果効能、副作用が心配なとき、そのほか薬に関する心配事があるとき、電話で相談ができる窓口があります。
「独立行政法人　医薬品医療機器総合機構（PMDA）」が設置しています。
〈電話番号〉03-3506-9457

月曜日~金曜日（祝日・年末年始を除く）
午前9時~午後5時

また患者・一般の方のためのくすり相談窓口が全国にあります。お住まいの地域の相談窓口をホームページで探してみてください（*2）。

クララの薬草箱

副作用が出たときの救済措置制度

薬は正しく使っても副作用が出てしまうことがあります。医薬品を適正に使ったにもかかわらず、入院治療が必要になるほどの重篤な健康被害が出た場合、医療費や年金の給付などの公的な補助が受けられます。「医薬品副作用被害救済制度」です。

万が一のときのために、こういう制度があることを覚えておくといいですね。

相談窓口　0120（149）931
午前9時~午後5時　月~金（祝日・年末年始を除く）（*3）

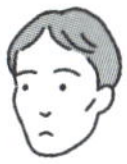

栄養ドリンクなら、薬と違ってたくさん飲んでも体に害はないですか？　疲れているときは1日何本も飲んでしまいます。

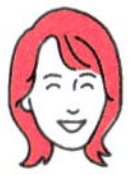

「疲れたときに栄養ドリンクを飲むとシャキッとする」と愛用している人は多いと思います。でも栄養ドリンクも薬効成分が入っていたり、カフェインが入っていますから、過剰摂取はよくありません。

栄養ドリンクには実はコーヒー１杯と同じぐらいのカフェインが含まれています。１日にコーヒーや紅茶を数杯飲んで、栄養ドリンクを数本飲むというのではカフェインの摂りすぎになってしまいます。

特に最近人気の「エナジードリンク」は、カフェインがより多く含まれています。飲みすぎは禁物です。

飲み間違い、期限切れについて

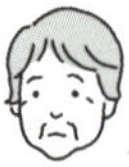

処方された薬の飲む量を間違えて、指定の倍の量を飲んでしまいました。大丈夫ですか？

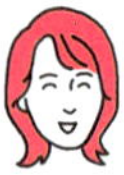

飲んだ後、体調に特に変化がなければ、水を多めに飲んで様子を見ましょう。めまいや吐き気がする、気持ちが悪い、いつもと様子が違うなどの症状が出たらすぐに受診しましょう。

その際には薬の名前、服用した量、時間を正確に言えるようにしておきましょう。

クララのつぶやき

気をつけてあげて！　高齢者の薬の飲み間違い

視力が低下している高齢者は薬を飲み間違えてしまうこともあります。薬の量の飲み間違えのほか、テーブルに置いてあった夫の薬を飲んでしまったというようなこともあります。

一包化や置き場所を変えるなど、飲み間違えをしないように工夫しましょう。

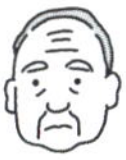

使用期限を過ぎた薬がありますが、少しぐらいなら飲んでも大丈夫ですか？

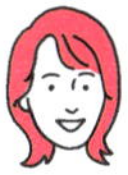

使用期限の切れた薬は見た目には変わらなくても、成分が変質したり、効き目が低下している可能性があります。飲まずに捨てたほうがいいでしょう。

またよく誤解されているのは、薬のパッケージやラベルに記載されている使用期限は「未開封」の状態で正しく管理された場合のことです。

高温多湿や直射日光が当たるなど、適切でない状態で管理されたものは使用期限内であっても、成分が変質している恐れがあります。この場合も飲まずに処分しましょう。

薬を無駄にしないためにも、使用期限をよく確認して、早めに飲み切るよう心がけてください。

クララのつぶやき

薬の使用期限、切れていませんか？

薬にも使用期限がありますが、食品とは違って、あまりしっかりチェックしないという人も多いのではないでしょうか。「風邪薬を飲んだら3年前に使用期限が切れたものだった」という人がいました。

家に常備薬を置いている人は多いと思いますが、時々は点検して、使用期限が切れているものは捨てましょう。

薬の飲み忘れ・飲み残し

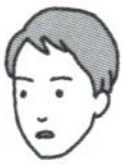

薬を飲み忘れてしまうことがあります。その場合は次の回に倍量を飲んで帳尻を合わせていいですか？

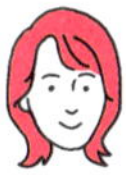

お薬を飲み忘れる方もよくいます。基本的には飲み忘れたら、もうそのままにします。くれぐれも次の回に倍量飲んで「取り返そう」などと思わないことです。ただ、「その日のうちに」時間を調節してやりくりできれば飲んでもＯＫです。

たとえば「朝晩１日２回」の薬を朝飲み忘れたときは、お昼に飲んで、６〜８時間空けて、夜少し遅めに飲みます。「１日３回」の場合は最低でも４時間は服用の間隔を空けて調節して飲みましょう。

また１日１回の薬を飲み忘れたというのなら、１日のどこかで飲めばＯＫです。

血圧のお薬は朝1回のことが多いのですが、忘れても思い出したときに飲めば大丈夫です。その日のうちに調節できなかった場合はもうそのままにします。1日3回の薬を2回しか飲まなかったから、翌日4回飲むなどという飲み方は絶対にやめてください。

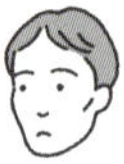

生活時間が不規則なために、薬を飲み忘れることが頻繁です。朝晩飲む処方なのですが、夜勤があるので、起きる時間、寝る時間が日によって違います。どうすれば飲み忘れを防げますか？

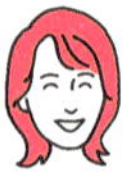

こういう場合は医師に相談してみてください。飲む時間帯を変更したり、回数を少なくすることができる場合もあります。

またよくあるのがうつ病などで生活時間帯が乱れていて、「1日3回食後服用」といわれても、なかなかできないという人もいるでしょう。その場合も医師に率直に事情を伝えて、飲み方を調節してもらいましょう。

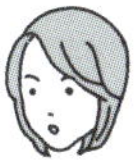

家に飲み残しの薬があります。取っておいて次に必要なときに飲んでいいですか？

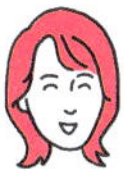

飲み残しの薬のことを「残薬」といいます。処方薬は基本的には飲み切って、飲み残しがある場合は破棄してください。

ただ、頓服《とんぷく》の場合は取っておいて、使用期限の範囲なら必要に応じて使ってもいいと思います。

またこれは慢性疾患で長期に薬を飲んでいる人に多いのですが、飲み忘れたりして、同じ薬が家にたまってしまっている場合があると思います。これらを捨ててしまうのはもったいないですね。

厚生労働省の指導で、飲み残しのお薬から服薬し、医療費を削減するという取り組みが始まっています。

飲み残してしまったお薬は、お薬手帳と一緒に薬剤師や医師に見せて相談してみましょう。残薬を数えて処方を調整してもらうことができます。

クララのつぶやき

ビックリ！ 飲み忘れた薬の量は……

あるおじいちゃんなんですが、「薬が家に大量に余っている」と困っておられるので「持ってきてください」と言ったところ、レジ袋に大量に入れて持ってこられたのですが、その量、なんと2か月分もありました。

こうした「残薬」が日本の家庭にどれだけあるのでしょうか。残薬だけでも億単位の無駄な医療費が使われています。捨てられる薬も膨大なものです。

今は薬がふんだんに使える時代ですが、これから先、医療費が膨れ上がっていけば、国家財政をさらに圧迫し、患者さんの負担が増えることが予想されます。

また世界規模で考えれば、薬が手に入らないために病気の治療ができなかったり、子どもが感染症で命を落とすという国や地域があります。

お薬は大事に使いたいものです。

薬の飲み方について

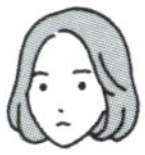

生理痛がひどくて市販の痛み止めが効きません。倍量飲んでいいですか？

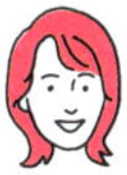

絶対にやめてください。量を倍にすると薬の血中濃度が急に上がって、副作用が出やすくなります。確かに効き目は倍になるかもしれないけれど、その分副作用という危険も倍、いや倍以上になってしまいます。

同じ痛み止めでも別の薬に変えると効くということもあります。たとえばアセトアミノフェンをロキソニンにしてみるなど。薬剤師に相談してみてください。

いずれにしても市販薬で治まらないほどの生理痛や頭痛ならば、受診したほうがいいと思います。

クスリとリスク

クララのつぶやき

クスリは逆から読んだら「リスク」ですよね。薬とリスクは表裏一体。薬には「表＝症状が治まる」というメリットがあるけれど、「裏＝副作用」というデメリットもあることを忘れないで。

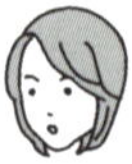

家族に処方された薬が余っています。同じ症状が出たときにほかの家族が飲んでもいいですか？

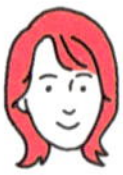

これはいけません。処方薬はその人の症状、状態に合わせて、また体重も考えて出されています。

症状が一見同じように見えても、実は違う病気ということもあるし、たとえ同じ病気でも原因が違えば薬も違うということもあります。またアナフィラキシーショックなど、薬物アレルギーが起こる可能性も否定できません。

余った薬を家族が飲むのはついついやってしまいがちですが、処方せんを勝手に他人が飲むのは危ないので絶対にしてはいけません。

クララのつぶやき

友達に薬を分けてはいけません！

高血圧で薬を飲んでいる人が旅行に行ったとき、薬を忘れ、同じ高血圧の薬を飲んでいる友達にもらったという話があります。「この薬、よく効くのよ」「あら、よかったわ」などと言って……。

これもついやってしまいがちなことでしょうが、薬剤師の立場からしたらとても怖いことなので絶対にやめましょう！

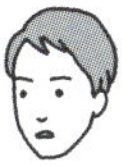

日常的に車を運転しますが、服薬と運転で気をつけることはありますか？

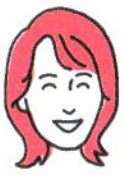

風邪薬や睡眠薬など眠くなるお薬を飲んだときは、運転は控えてください。

睡眠薬や睡眠導入剤は飲んでから30分ぐらいで効いてくるのですが、「効くまでに時間があるから大丈夫だろう」と、飲んですぐ運転をして事故を起こしたというタレントさんがいました。絶対にやめましょう。

運転だけでなく、高所作業なども同様に危険ですから避けましょう。

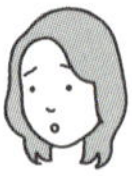

持病があり、薬を飲んでいますが、それとは別に市販の風邪薬や頭痛薬を飲むときがあります。飲み合わせが気になるのですが……。

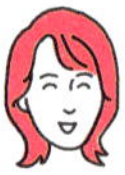

市販薬と処方薬の飲み合わせも、気をつけたほうがいいものがあります。鎮痛剤、抗アレルギー薬、向精神薬は市販の風邪薬と飲み合わせると、副作用が出やすくなったり、眠気が強く出たりします。
市販薬を買うときに薬剤師に聞いてから買いましょう。またこういうときもかかりつけ薬局があると便利ですね（＊4）。

注意すべき主な飲み合わせ

痛み止め（内服薬）	総合風邪薬	解熱鎮痛成分が重なるので、効きすぎや副作用が出やすくなる。
	解熱鎮痛薬	
アレルギー用薬（内服薬）	総合風邪薬	抗ヒスタミン薬など、眠気をもよおす成分が重なり、副作用で眠気が強く出やすい。
	鼻炎薬	
	せき止め薬	
	乗り物酔い薬	
向精神薬	総合風邪薬	
	鼻炎薬	副作用で眠気が重なり、強く出ることがある。
	乗り物酔い薬	
抗生物質	胃腸薬	抗生物質の効き目が悪くなることがあります。
抗血栓薬	総合風邪薬	心筋梗塞や脳梗塞の治療でワーファリンを服用している人は、併用すると作用が強まり、血が止まりにくくなる。
	解熱鎮痛薬	
鼻炎薬	胃腸薬	鼻炎薬に含まれる抗ヒスタミン剤と、胃腸薬に含まれる鎮痛鎮痙成分は同じ作用を持つため、併用すると口が乾きすぎたり便秘になったりする。

（出典）「くすりと健康の情報局」「日本 OTC 医薬品協会」などをもとに作成

薬と食べ合わせ

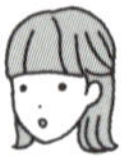

おじいちゃんが心臓の薬を飲んでいて、納豆が食べられないそうです。でも伯母も心臓の薬を飲んでいますが納豆は食べてもＯＫ。そんなことってあるんでしょうか。

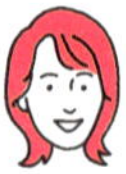

おじいちゃんが飲んでいるのはワーファリンという血栓をできにくくするお薬ですね。納豆を食べるとワーファリンの効果を弱めてしまうので、食べてはいけないのです。

同じ心臓の病気といっても人によって症状がいろいろあるし、薬も違います。伯母さんの飲んでいる薬はワーファリンではないのだと思います。

いずれにしても処方の際に医師や薬剤師から説明があるはずです。わからない場合はいつでも聞いてください。

代表的な薬と食材の食べ合わせ

ワーファリン
（高脂血症治療薬）

納豆、クロレラ・青汁など

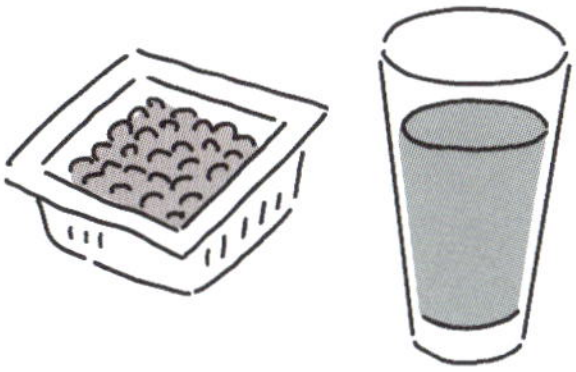

納豆を食べると腸内でビタミンKが合成されますが、これがワーファリンの効果を弱めてしまいます。

カルシウム拮抗剤
（高血圧改善薬）

グレープフルーツ

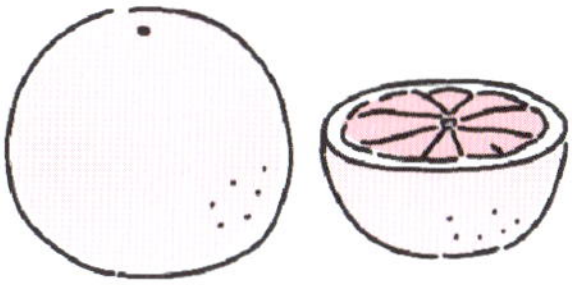

グレープフルーツの成分がカルシウム拮抗剤の働きを強めてしまい、血圧を下げすぎてしまう危険があります。同じ柑橘類でもみかんやオレンジは大丈夫です。

向精神薬、睡眠薬、解熱鎮痛剤

アルコール

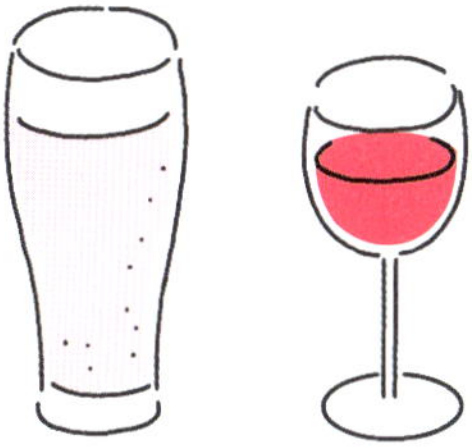

これらの薬と一緒にアルコールを飲むと、薬が効きすぎたり、眠気が強くなります。

抗生物質、抗菌薬、便秘薬

牛乳、ヨーグルト

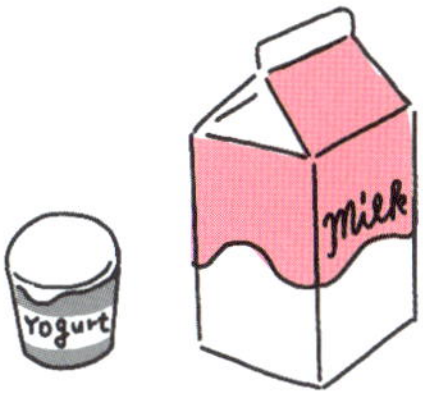

牛乳やヨーグルトに含まれるカルシウムやマグネシウムが抗生物質と結合してしまい、効き目を弱めてしまいます。同じように牛乳、ヨーグルトは便秘薬の効き目も悪くしてしまう場合があります。

クララの薬草箱

ヨーグルトと便秘薬

便秘の解消のためにヨーグルトを常食している人は多いと思います。便秘薬を飲んだときは、ヨーグルトを一緒に食べるのではなく、前後1時間ぐらい空けて食べるようにするといいでしょう。

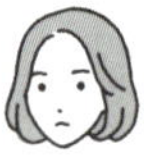

ハーブやサプリメントも飲み合わせで気をつけるものはありますか？　これらは薬ではないからあまり気にしなくていいですか？

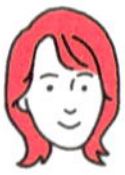

いえいえ、気にしたほうがいいです。サプリメントもハーブも薬と相性の悪いものがあるから気をつけてください。

たとえばハーブの一種であるセントジョーンズワートは抗てんかん薬、免疫抑制剤、強心剤、経口避妊薬、気管支拡張薬、抗不整脈薬血液凝固剤などの効き目を悪くするとされています。逆に一部の抗うつ剤の効き目を強くすることも知られます。

また脳の働きを良くするというイチョウ葉エキスは、血液凝固防止薬、解熱鎮痛剤などと服用すると出血しやすくなる傾向があります。

一口にハーブ、サプリメントといっても本当にいろいろな種類があり、相互作用の不明なものもあります。お薬を飲んでいるときは自己判断でサプリメントやハーブを飲まずに医師や薬剤師に相談しましょう。

クララのつぶやき

鉄剤とお茶の因縁の関係は？

昔はよく「貧血で鉄剤を飲んでいる人はコーヒー、お茶を飲んではいけない」といわれたものです。これはお茶やコーヒーに含まれるタンニンが鉄の吸収を妨げるからです。でも今はお茶やコーヒーを飲んでもさほど影響がないことがわかり、特にそうした注意はしていません。

第4章

子どものお薬の疑問に答えます

子どもの薬の不安

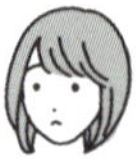

2歳の子どもは風邪をひきやすく、そのたびにお薬を飲むのですが、小さいころからこんなに薬を与えていいのか、心配になります。薬の飲みすぎで虚弱体質になることはありますか？

薬そのものによって虚弱体質になることはありません。
しかし子どもは風邪をひいては免疫を獲得していくのです。自己免疫力をしっかりつけるためにはすぐに薬で抑え込むのは考えものです。少し鼻水が出ている、咳が出ているといった程度なら様子を見てもいいでしょう。もちろん長く続くとか、悪化しているようなら医療機関を受診してください。

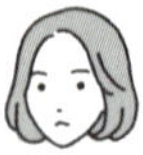

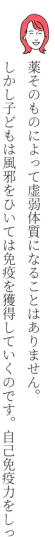

子どもがよく熱を出します。昼間ならいいのですが、夜間は救急病院に行くか

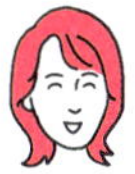

どうか困ります。

小さな子どもはよく熱を出すので、そのたびに親御さんは心配になられると思います。でも発熱はそのほとんどが体内のウイルスや菌を排除するための体の自然の反応です。

熱が出ても意識がはっきりしている、呼びかけに反応する、おもちゃなどに興味を示す、少しずつでも水分や食事がとれている、機嫌が悪くないという場合は慌てて受診する必要はありません。

首、わきの下、太ももの付け根などを冷やし、安静にして様子を見ます。

次のような場合は受診しましょう。

・目が合わない
・水分、食事がまったくとれない
・熱が40度を超えた
・ひどく機嫌が悪い

次の場合はすぐに救急外来を受診しましょう。

・けいれんが起きた
・意識がない
・3か月未満の赤ちゃんの発熱

子どものアトピーで皮膚科に通っていますが、処方薬（ステロイド）が強すぎるようで不安になります。でも先生は気軽に質問のできる感じではありません。薬剤師さんに聞けば薬が適切か判断してもらえますか？

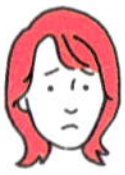

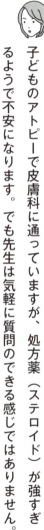

ごめんなさい、薬剤師の職分として医師の処方の是非を判断したり、意見することはできないです。
処方が疑問で、なおかつ相談しづらいということであれば、セカンドオピニオンを受診することをお勧めします。

今は「セカンドオピニオン」は普通のことですから、気軽に受診してＯＫです。

クララのつぶやき

クララも勉強になった驚きの処方

とはいえ、私たち薬剤師が医師の処方に対して「この処方はどういうことなのでしょう？」と疑問を持ってしまうことがないわけではありません。そのようなときは電話をかけて聞きます。

あるとき甲状腺を亢進する薬と低下させる薬が同時に出ている処方があったんです。要するに真逆の薬が出てるんです。これには少々驚いて先生に電話をして聞きました。すると「甲状腺ホルモンを安定させるため」とのこと。これを「ブロック補充療法」というそうです。ちゃんと医学的根拠があることなんですね。なるほど〜と、私たちも勉強になりました。私が薬剤師デビューしたころの話でした。

緊急時、どうすればいい？

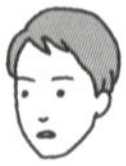

夜間や休日、子どもが熱を出したり、具合が悪いとき、救急に行くべきかどうか迷ってしまいます。あまり大したことがないのに救急に行くのは申し訳ないし、かといって本当に受診すべきときに行かないのはまずいし……。こんなときどうすればいいでしょうか。

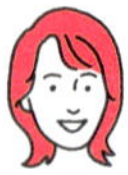

受診すべきか、様子を見るべきか、ご自身では判断がつかないとき、電話で相談ができるシステムがあります。

全国同一で、「#8000」をプッシュすることで近くの相談窓口に自動転送され、小児科医師・看護師からお子さんの症状に応じた適切な対処の仕方や受診する病院などのアドバイスを受けられます。

実施時間は都道府県によって違うのでホームページで確認してください（*5）。

最近ではＬＩＮＥ（または電話）で小児科医に直接相談できるサービスもあります。

小児科オンライン（*6）
平日の18〜22時
有料サービスですが、イオンの子育て支援アプリ「キッズリパブリック」会員になると無料になるようです（事前にご自身で調べてください）。

またホームページでは夜間や休日に子どもの病気になったとき、救急受診をするべきか、自分でチェックして判断の目安を得ることができます。

こどもの救急（公益社団法人日本小児科学会）（*7）

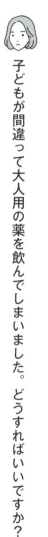

子どもが間違って大人用の薬を飲んでしまいました。どうすればいいですか？

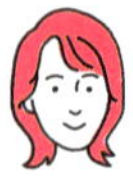

専門の相談機関があります。電話で相談し、必要に応じて受診しましょう。誤飲した薬の容器を手元に準備し、飲んだ量、時刻、子どもの状態、年齢、体重、性別を確認してから電話しましょう。

「水や牛乳を飲ませる」「吐かせる」などの対応は薬や誤飲したものによって異なります。わからない場合は何も飲ませないほうが安心です。

小児救急電話相談：#8000

公益財団法人日本中毒情報センター「中毒110番」
大　阪：072-727-2499（365日24時間対応）
つくば：029-852-9999（365日午前9時～午後9時対応）

医薬品、化学物質（タバコ、家庭用品など）、動植物の毒などによる中毒事故について、実際に事故が発生している場合に限り、薬剤師等のアドバイスを受けることができます（*8）。

子どもが薬を飲まない、吐き出してしまった

1歳の子どもですが薬を嫌がって飲みません。どうすればいいですか？

子どもが薬を飲まなくて苦労している親御さんは多いです。こういう場合の強い味方が「服薬ゼリー」です。今は味もおいしくなってきているし、いろいろな種類が出ているので、根気よく合うものを探してみてください。抗生物質用の服薬ゼリーもあります。

クララの薬草箱

薬の「形」を変えれば飲みやすくなる

お子さんや高齢の方で「薬が飲みづらい」というとき、「形」を変えることで飲みやすくなる場合があります。

たとえば粉薬（散剤）が飲みづらいお子さんの場合は、シロップに変更できる場合があります。あるいは高齢の方ではカプセルより錠剤のほうが飲みやすいという方もいらっしゃいます。

さらには服用するものではなく、貼り薬、坐薬に変更できる場合もありますので、薬剤師に相談してください。

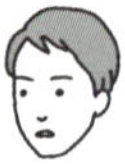

1歳の子どもは粉薬を飲ませるとすぐにむせて吐いてしまいます。どのくらい飲めたのか、子どもに聞いてもわかりません。この場合、もう一度飲ませるべきか、それともそのままにしたほうがいいのでしょうか？

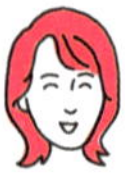

ほとんど飲まずに吐き出してしまったのならもう一度飲ませてもいいのですが、見ているだけではわからないですね。少しは飲んでいるかもしれないので念のため、3〜4時間置いてから飲ませるようにしてください。

３歳の子どもが風邪で嘔吐があり、薬を飲んだ後、20分ほどたってから吐いてしまいました。この場合はもう一度薬を飲ませたほうがいいですか？

これはどのぐらい吸収されたのかわからないので、新しく飲ませることはせず、次の回まで待ちましょう。

クララの薬草箱

子どもに薬の大切さを教える「お薬の授業」

みなさんは、「学校薬剤師」って知っていますか？

学校保健安全法で大学以外の学校（幼稚園、小学校、中学校、高等学校）には「学校薬剤師」の設置が義務付けられているのです。

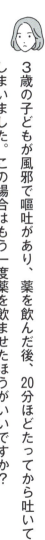

学校薬剤師の業務は、学校の環境衛生を維持するため、照度（教室の明るさなど）、騒音や水質などをチェックします。さらには健康相談や保健指導も行います。

学校には思っている以上に多くの薬品があります。まず、保健室の医薬品、理科室や化学実験室にある薬品、プールの水の消毒薬品などです。学校薬剤師は、それらの使用方法や管理方法についての助言や指導をするのです。

近年、健康相談や保健指導に従事することにあたり、「くすり教育」が注目されるようになりました。今までこんなに身近にある「薬」について学ぶ機会がなかったのが不思議なくらいです。間違った使い方や薬物乱用をなくすために、保健の授業の中で「くすりの授業」が行われるようになったのです。

「くすりの授業」の内容を紹介します。
○薬にはどんな種類があるのか
○薬の使いかた
○薬の飲みかた
○薬の効きかた
○薬の保管のしかた
○その他　タバコや薬物乱用について

薬は本来、人間の体に役に立つものなのに、間違った飲み方をすると危険なものになってしまう可能性があるので、正しく使い、正しく飲むことが大切です。

でも薬についてちゃんと学ぶ機会ってあんまりないですよね？　これを学校で行うことで早い段階から正しい薬の知識を身に付けてもらうことが目的です。

授業はパワーポイントなどを使い、子どもたちに実際に薬を見せたり、実験をしたりとなかなか興味深いものになっています。子どもたちも目を輝かせて聞いてくれます。非常に有益な授業ですが、今後は児童や生徒だけでなく、大人のための「くすりの授業」も必要かもしれませんね。

薬を飲む時間帯

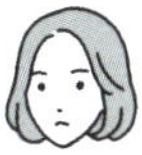

1日3回の薬をもらったのですが、昼間は保育園に通っているので飲ませられません。どうすればいいですか？

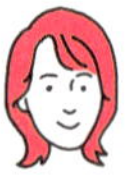

まず医師に相談しましょう。1日2回の処方にしてもらえる場合が多いです。ただし、薬によってはどうしても1日3回飲まなければならないものもあります。その場合は帰宅後すぐに飲ませ、3回目は寝る前に飲むということで対応してはいかがでしょうか。

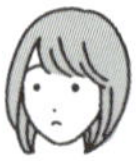

2歳児ですが、時々夕食を食べずに5時ごろから翌朝までずっと寝てしまうことがあります。その場合は夜の薬は起こしてでも飲ませるべきですか？

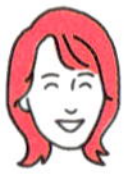

よく寝るお子さん、すばらしいです！　起こしてでも飲ませる必要はありません。「お昼寝をしてしまって薬を飲むタイミングを逃した」という相談もありますが、この場合は95ページのように1日のうちで調整ができるならそれでOK。調整ができないなら、無理に飲ませなくて大丈夫です。
寝ることはなによりの「お薬」なのですから！

解熱

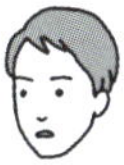

子どもの熱さまし（解熱剤）は坐薬と飲み薬、どっちが早く効きますか？

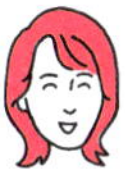

すぐ効くのは坐薬です。直腸からすぐ吸収されるので熱がすぐ下がります。たとえば風邪で吐き気を催しているお子さんの場合は、飲み薬を飲んでもすぐに吐いてしまうので坐薬で出します。また、熱けいれんが出やすいお子さんも坐薬でさっと熱を下げる必要があるので、やはり坐薬が使われます。ただ坐薬は、即効性はあるけれど持続時間は短いです。飲み薬はゆっくり効くけれど持続時間は長いです。

それほど急に下げなくてもいい場合、下痢をしているこの場合は飲み薬が出ます。坐薬と飲み薬で効果に違いはありません。早く効くのかゆっくり効くのかの違いです。吐き気がある場合や、熱けいれんを起こしやすいお子さんには坐薬がよく処方されます。

クララのつぶやき

恐るべし！　坐薬の使い方

「処方された坐薬を子どもに使ったら、肛門から血は出るし、熱は下がらない！　子どもはギャーギャー泣き止みません！」

と若いお母さんが血相を変えて怒鳴り込んできたことがありました。

聞けばとんでもない使い方をしていました。坐薬はプラスチックのパッケージに包装されているのですが、そのお母さんはそこから「坐薬本体」を取り出すのではなく、坐薬の形通りにパッケージをカットして、それを挿入してしまったというのです。

それでは効くはずもないし、血が出てもおかしくありません。さぞやお子さんは痛かったことでしょう。

ほかにも坐薬は誤解がたくさんあります。

「坐薬というからには正座して飲む」と思い込んでいた方。

「お尻に入れる」を「お汁に入れる」と聞き間違えて「味噌汁に入れたら油っぽくなっ

た。先生の言われた通りにお汁に入れたのに」とブツブツ言っているおばあちゃんもいました。

自分では常識と思い込んでいることが、ほかの人にも通用するわけではないと、改めて思います。

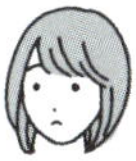

39度の熱が出て処方された解熱剤を飲ませましたが、38度にしか下がりません。追加で飲ませてもいいですか？

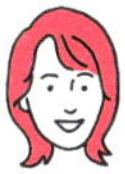

子どもが高熱を出すと心配になりますね。でも解熱鎮痛剤は決められた時間を空けずに飲ませると熱が下がりすぎてショックを起こすこともあります。38度でも機嫌が悪くなく、水分や食べ物が摂れているなら様子を見て大丈夫。あまりに熱が下がらないとか、様子がおかしいときは受診しましょう。

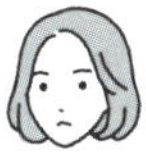

３歳の子どもが風邪をひいたのですが、手元に大人用の風邪薬（処方薬）しか

ありません。用量を半分にすれば飲ませていいですか？

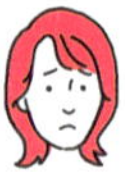

これはダメです！　風邪薬の中には子どもへの安全性が確立していないものもあります。子どもは臓器も未発達ですから、大人と同じものが飲めるわけではありません。

たとえ体重が大人と同じぐらいあっても、内臓は未熟です。大人用を勝手に半分にして飲ませるのは危険。絶対にやめてください。

その他

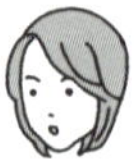

小学生ですが花粉症がひどくてお薬を飲んでいます。でも花粉症の薬を飲むと眠くなるというし、薬を飲ませることに抵抗があります。どうすればいいでしょうか？

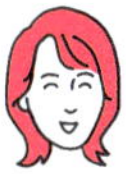

程度にもよりますが、花粉症はつらいですよね。お子さんがつらい思いをされているなら、やはり薬できちんと押さえてあげたほうがいいように思います。花粉症の薬も眠くならないものがあるので、医師と相談して処方を工夫してもらいましょう。

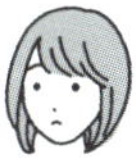

私は子どもの咳や鼻水が出たらすぐにお薬を飲ませるのですが、ママ友は「様子を見て、ひどくなるようなら飲ませる」と言います。

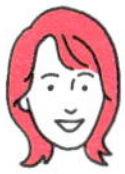

これは考え方次第なのですが、咳も鼻水も「理由」があって出ています。それは風邪のウイルスを外に追い出すための体の自然な反応なのです。

１２３ページや１２４ページの下痢の話や風邪の話にもつながりますが、何が何でもすぐに薬を飲んでやめればいいというものでもないのです。あまりひどくないなら様子を見ていいと思います。ただ、咳も鼻水も重症化したり、長引くのはつらいので、その場合はお薬で和らげてあげるのがいいですね。

第5章

妊娠中、更年期のお薬の不安に答えます

妊娠と薬

妊娠中は薬を飲んではダメだと聞きます。私は風邪薬、頭痛薬をよく飲むので薬を飲まない生活ができるか不安です。妊娠中はずっと飲んではいけないのですか?

妊娠期間中、特に安定期（5か月）に入るまでは薬の服用は慎重にしたほうがいいです。
でも妊娠中でも飲める薬はあるので産婦人科医に相談するのがいいでしょう。
妊婦さんでも飲める抗生物質もあります。

妊娠中に市販の薬は飲んでもいいですか?

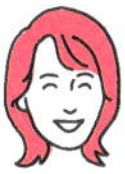

市販薬を自己判断で飲むのはやめたほうがいいと思います。
市販薬でも一部の解熱鎮痛剤などは赤ちゃんに影響があるとされるものもあります。少々の風邪だとしても薬を飲む場合は産婦人科で処方してもらうことをお勧めします。

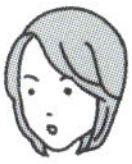

妊娠に気づかずに市販の風邪薬を服薬していました。赤ちゃんにどの程度影響があるか、とても心配です。

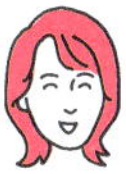

この心配をするママはとても多いです！　でも市販の風邪薬を含む、多くの薬は通常の範囲の服用であれば心配いりません。主治医と相談のうえ、今後気をつければ大丈夫です。

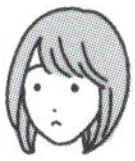

持病があります。薬を飲みながら妊娠を継続できるか、とても不安です。

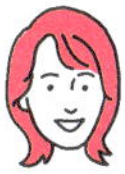

持病があってもお薬を飲みながら元気な赤ちゃんを出産する人もたくさんいら

っしゃいます。

持病があって薬を飲んでいる場合は、まず主治医と相談しましょう。場合によっては薬をより安全性の高いものに変えたり、あるいは計画的に妊娠する必要もあるかもしれません。

勝手に薬をやめるのはいけません。急にやめると危険な薬もありますから。元気な赤ちゃんを産むためにも妊婦さんの身体が一番大事です。薬を飲んでしっかり健康管理をしながら赤ちゃんを迎える準備をしましょう。

クララの薬草箱

それでも薬が心配な場合は……

多くの薬は問題がないとはいえ、心配なケースもあると思います。

「赤ちゃんに禁忌とされる薬を飲んでしまった」

「睡眠薬を飲んでいるが、妊娠していることに気づいた」

などなど……。

主治医とよく相談するのが一番ですが、それでも心配という場合は、「専門外来（妊娠と薬外来）」で相談することもできます。また国立成育医療研究センターでは妊娠とお薬の相談を受け付けています（*9、10）。

注意すべき主な飲み合わせ

ぜひとも避けたい薬剤

- ●抗菌薬・抗ウイルス剤
  リバビリン、キニーネ
- ●抗高脂血症薬
  プラバスタチン、シンバスタチンなど
- ●抗がん剤
- ●麻薬
- ●睡眠薬
  フルラゼパム、トリアゾラムなど
- ●抗潰瘍薬
  ミソプロストール
- ●抗凝固剤
  ワーファリン
- ●ホルモン剤
  ダナゾール、女性ホルモン
- ●ワクチン類
  麻疹ワクチン、おたふくかぜワクチン、風疹ワクチンなど
- ●その他
  エルゴメトリン、ビタミンAなど

慎重に使いたい主な薬剤

- ●抗菌薬・抗ウイルス剤
  アミノグリコシド系、テトラサイクリン系
- ●降圧剤
  βブロッカー、ACE阻害剤、アンジオテンシンⅡ受容体阻害剤など
- ●抗けいれん剤
  フェニトイン、フェノバルビタール、バルプロ酸など
- ●抗うつ剤
  イミプラミンなど
- ●非ステロイド抗炎症薬
  アセトアミノフェン以外の抗炎症薬
- ●向精神薬
  リチウム
- ●利尿剤

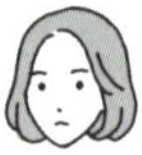

喫煙者ですが、妊娠がわかったので禁煙に励んでいます。でもこれがなかなかつらくて……。妊娠中に禁煙のお薬は使えませんよね？

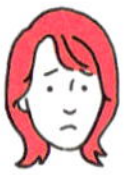

禁煙補助剤には現在、ニコチンパッチや飲み薬（チャンピックス）がありますが、いずれも妊婦には使えません。

妊娠中の喫煙が赤ちゃんに多大な悪影響を与えることはみなさんご存じだと思います。

でもどうしても自分の意志ではやめられないという場合は、禁煙指導のできる医療機関を受診するのも手です。自治体の保健局などでも禁煙の相談ができるところがあります。赤ちゃんのためにもここはがんばって禁煙してくださいね。

授乳と薬

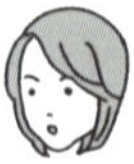

子どもを母乳で育てる予定ですが、薬は母乳にも影響するんですよね？　薬の

服用が必要なときなどはどうしたらいいでしょうか。

お母さんが薬を飲むとそれは血流に乗って体内を回りますから、母乳にも分泌されます。しかし、その量は極めて少なく、赤ちゃんに影響する可能性は非常に低いといわれます。

とはいえ、やっぱり赤ちゃんへの影響も気になりますね。授乳中にお薬が必要となった場合は産婦人科の医師に相談しましょう。

クララの薬草箱

「授乳中の薬」が相談できる専門機関

授乳中の薬については国立成育医療研究センターに相談することができます。あらかじめ問診票一式を郵送したうえで、外来に通院する、電話して問い合わせるなどのほか、主治医に回答書を送ってもらって、主治医から説明を受ける方法の３つがあります（＊10）。

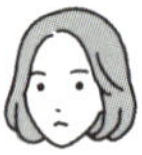

子どもを授かることができました。嬉しい気持ちでいっぱいですが、夫が持病があり、ずっと薬を飲んでいます。夫の服薬も子どもに影響するのでしょうか？

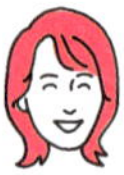

男性が服用した薬が赤ちゃんに影響することはほとんどないとされています。市販の風邪薬、頭痛薬などもまず大丈夫です。ただし、ごく一部、C型肝炎の薬など影響するとされる薬もあります。その場合は医師・薬剤師に相談してください。

更年期と薬

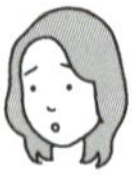

更年期障害の症状がキツく、とても悩んでいます。ホルモン補充療法なども聞きますが、がんのリスクがあるそうで怖いです。アロマテラピーなどで乗り切れないでしょうか？

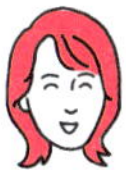

更年期障害はつらい人は本当につらいんですね。寝込んでしまったり、本当にうつになってしまったりする人もいます。

更年期障害の治療というと「ホルモン補充療法」が知られますが、この治療法は誤解されていることも多いようです。というのも10年以上前にホルモン補充療法が乳がんのリスクを高めるという研究発表が出たことがその理由です。しかし現在は5年未満の使用であればリスクを高めないとされています。

でもこの治療法以外にも漢方薬での治療、プラセンタを用いた治療、軽い抗不安剤や抗うつ剤を用いる治療など、いくつかあります。

更年期障害を和らげる作用を持つアロマテラピーももちろんあります。でもアロマテラピーは治療ではありません。やはり本当につらいなら我慢しないで治療を受けることをお勧めしたいです。

クララのつぶやき

更年期の不快な症状を和らげるアロマテラピー

更年期の不快な症状には、アロマテラピートリートメントで和らげてあげましょう。

ホルモンバランスの調整に優れている主なアロマテラピーは「ゼラニウム」「ローズ」「クラリセージ」です。

全身のアロマトリートメントが一番のお勧めですが、自宅で手軽にできる方法として「芳香浴《ほうこうよく》」があります。ハンカチやティッシュペーパーに精油を1〜2滴垂らし、枕元に置くだけなのですが、それだけで香りに癒されます。また、アロマポットやディフューザーなどの器具を使って部屋中に香りを満たすと、香りの分子がどんどん身体に入っていく感じがして、心地よくなります。

「スイートアーモンドオイル」や「ココナッツオイル」などの植物油に「ゼラニウム」などの精油を希釈してそれを身体に塗ります。手足や肩などにやさしく塗ると、嗅覚と触覚が同時に癒されます。

そのほかにも精油を使って手作り化粧品を作ったり、温めた（または冷やした）タオルに精油を加えて湿布する、お湯を張った浴槽に精油を混ぜる、お湯を入れたマグカップに精油を垂らすなど、いろいろな方法があります。

アロマテラピーは楽しみながらセルフケアできるので、私もよく活用しています。時々は自分へのご褒美として、サロンで全身のアロマトリートメントを施術してもらっています。ぜひ、みなさんもアロマテラピーを活用してみてください。

クララの薬草箱

保健師さんは身近な健康アドバイザー

これはあくまで私の意見となりますが、女性の更年期障害の相談は女医さんにするほうがいいと思うんです。もちろん男性の医師でもいいのですが、やはり実感を伴ってわかってもらえるのは女医さんでしょう。

あまり気軽に相談できる婦人科医がいない、病院には行きづらいという場合は、「保健師さんに相談」という方法もあります。お住いの近くの保健所などで「女性のための健康相談」を受け付けています。こういうところなら気軽に相談できるのではないでしょうか。

もちろん健康相談では更年期障害に限らず、ほかのことも相談できます。病院に相談するとなるとちょっと気後れするとか、「こんなことはわざわざ受診して聞くまでもないのでは?」と思ってしまうようなことは、こうした窓口を積極的に利用するといいですね。もちろん「かかりつけ薬局」にも気軽に相談しに来てくださいね!(*11)

第6章

高齢者のお薬の不安に答えます

飲み間違い、飲み忘れを防ぐには

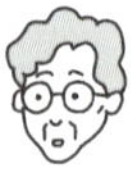

いくつかの病院に通っていて何種類もの薬を飲んでいます。時々「これは飲んだかな？」とわからなくなってしまうのですが、どうすればいいでしょうか？

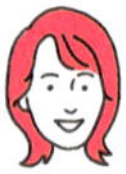

何種類かの薬を飲んでいると管理が大変なものですね。1日1回の薬、2回の薬、3回の薬があったりすると、飲み忘れがあったり、逆に重複して飲んでしまうなんてことも……。この場合は「一包化」といって1回分の薬をまとめてひとつの袋に入れることができます。

「朝」「昼」「夜」「寝る前」などと書かれているので、飲み忘れたりなくしたりする心配がありません、またいちいち薬をシートから取り出さなくていいのでラクです。

ただ一包化は少々料金がかかります。自己負担額は人によって異なるので、薬局で聞いてください。またすべての薬が一包化に対応できるわけではありません。

一包化

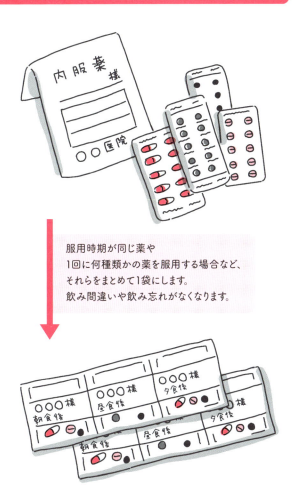

服用時期が同じ薬や
1回に何種類かの薬を服用する場合など、
それらをまとめて1袋にします。
飲み間違いや飲み忘れがなくなります。

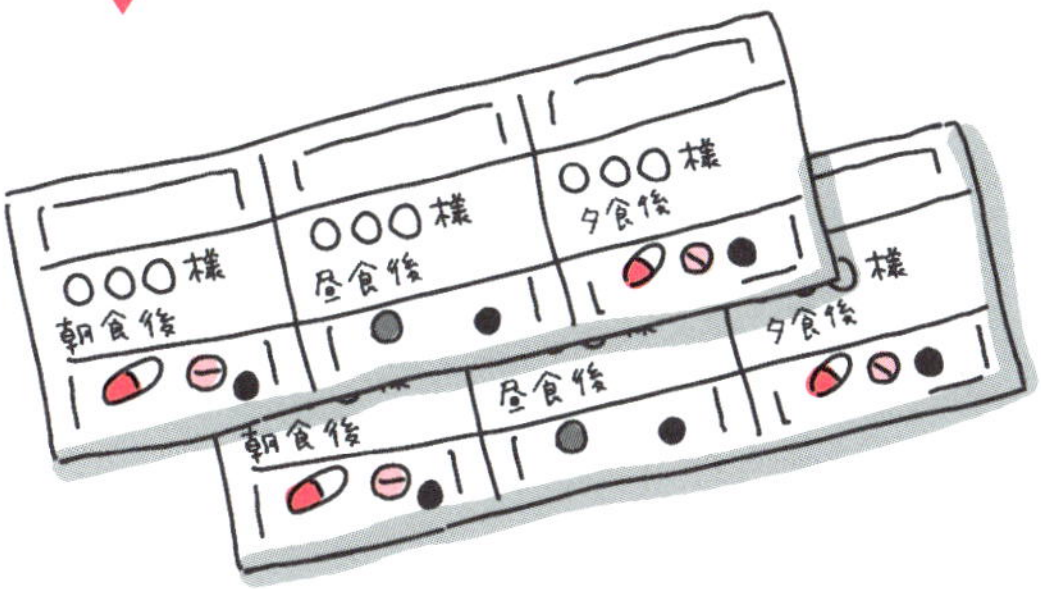

クララの薬草箱

「お薬カレンダー」「整理ボックス」

一包化のほかにも、「お薬カレンダー」「お薬整理ボックス」などを利用する方法もあります。いずれも1～2週間分のお薬を「朝、昼、夕方、寝る前」など、1回分ずつ分けて入れておくものです。自分であらかじめ間違えないように入れておく必要がありますが、ご自身で管理できるのならこれでもいいでしょう。

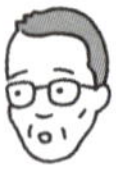

両親は二人住まいですが、どちらも持病があり薬を飲んでいます。父の方は最近、認知症が進んできていて、薬がちゃんと飲めているか心配です。私は遠方に在住しているので見に行くこともできません。何かいい方法はありませんか？

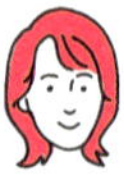

薬を毎日決まった時間に飲むのは、ただでさえ大変なのに、認知症となるとなおさら難しいと思います。

こんな場合、薬剤師が自宅まで伺って、服薬指導することができます。

最近では、在宅専門の薬局もあり、24時間相談できるところもあります。また、ケースワーカーさんや介護士の方と連携を取ってお薬の管理をすることもできますので、まずは薬局で相談してみてください。

また次のことも試してみてください。

- 一包化、お薬カレンダー、服薬ボックスを活用する
- 訪問介護やデイサービス利用時に服薬する（時間が少々ずれても仕方がない）
- 家族が決まった時間に電話する

薬が多いという悩み

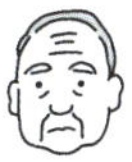

70代男性です。血圧の薬、糖尿病の薬、肝臓の薬のほか、何種類も薬を飲んでいます。自分でも何の薬かよくわからないものもあります。飲むのもつらいし、薬を減らすことはできないでしょうか？

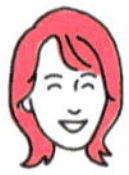

高齢者でお薬が多いという悩みは本当に多いです。

「薬が多すぎる、飲み切れない」というときは、医師・薬剤師に遠慮なく相談してください。

「お医者さんの処方に文句を言うようで言いづらい」と思うかもしれませんが、そんな心配は無用です。

たとえば「胃薬」「睡眠剤」「鎮痛剤」は減らすことができるかもしれません。

ただ、薬の見直しをしても「必要な分しか出ていないから、減らすことはできない」という話になるかもしれません。でもそれならそれで、納得して飲むことができるのではないでしょうか。

その他

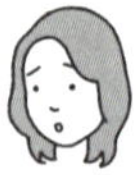

母が一人暮らしをしています。背中に湿疹があるのですが、高齢のため処方された塗り薬がうまく塗れないようです。介護士の方も来てくれるときはあるの

ですが、1日3回の塗布は難しいです。こうした場合はどうすればいいのでしょうか？

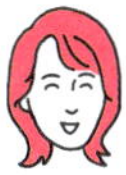

お薬を背中に塗るための道具がありますので、そういうものを活用されてはいかがでしょうか。値段もそれほど高価なものではありません。インターネットなどで検索してみてください。

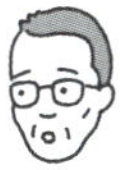

80代の母は何年も睡眠導入剤を飲んでいて、これがないと眠れないといいます。これさえ飲めば朝までしっかり眠れるといいます。医師に聞くと用量の半分だそうです。そのぐらいで眠れるのなら自力で眠れるのではないかと思うのですが、薬をやめることはできないのでしょうか。

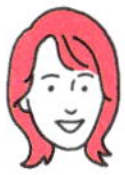

お気持ちわかります。導入剤が半量で寝られるのであれば、薬はいらないのでは……とまわりは思ってしまいますが、ご本人がそれで眠れるというなら「お守り」のようなものと考えていいのではないでしょうか。

高齢になると睡眠が浅くなりますし、夜中に何度も起きるという悩みを持つ人がとても多くなります。お薬を使ってしっかり眠ることも大事です。

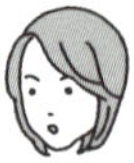

高齢の母は何種類もの薬を飲んでいますが、むせたり、のどにつかえたりして飲みづらそうです。飲みやすい方法はありますか？

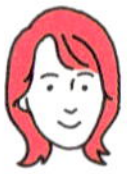

まずは医師に相談して薬の形を変えてもらいましょう。錠剤よりカプセルのほうが飲みやすい場合もあります。

それでも飲みづらい場合は服薬ゼリーを試してください。ゼリーが錠剤やカプセルを包み込んで、つるんとラクに飲めます。

昔ながらのオブラートも効果的です。飲み方には方法があります。まず水の入ったコップを用意します。次にオブラートに錠剤またはカプセルを包んでください。そのままサッと水につけてすぐに飲みます。スプーンの上に乗せて、水につけてゼリー状にして飲む方法もあります。

オブラートはそのまま飲むと口に張り付いてしまうので先に水に浸すことがコ

ツです。また水に浸した後、いつまでも持っているとオブラートが破れてしまうので気をつけてください。最近は袋状のオブラートも市販されています。

オブラートを使った飲み方

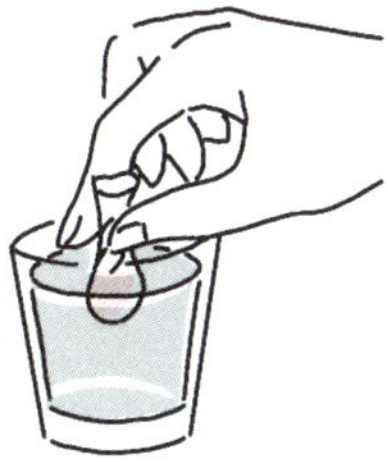

サッと水につけて、すぐ飲みます。

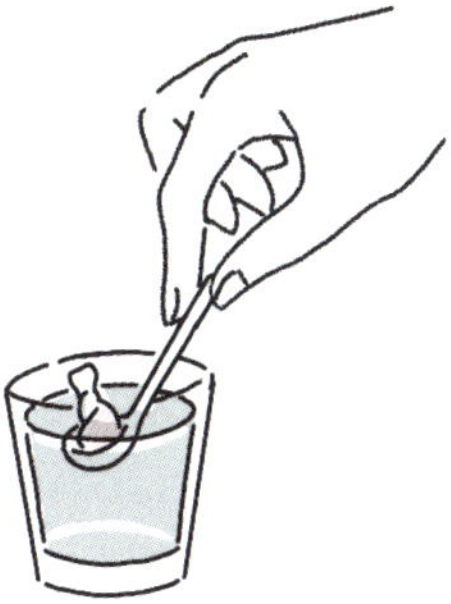

スプーンの上に乗せる方法もあります。

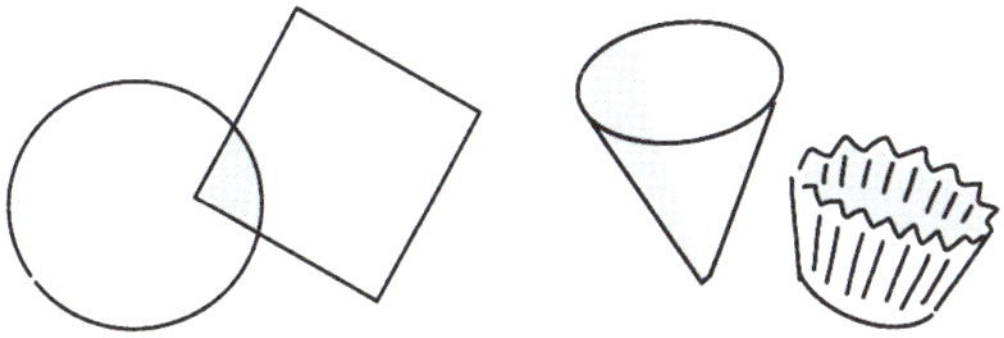

オブラートの形もいろいろあります。

第7章

風邪薬、頭痛薬、便秘……
身近な薬の不安に答えます

頭痛薬、鎮痛剤

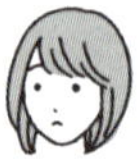

時々頭痛が起こるので薬を飲みます。市販の頭痛薬にはいろいろあるのですが、どう選べばいいですか？

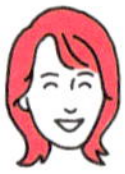

市販の頭痛薬にはイブプロフェン、ロキソプロフェンナトリウム、アセトアミノフェン、アスピリン、エテンザミドなどの種類があり、それぞれに特徴があります。

現在では胃の負担が少なく、効き目が早く、眠気の少ないロキソニンが人気ですが、薬剤師がいない場合は購入できません（第1類）。イブプロフェンは第2類なので薬剤師がいない場合も買えます。

また15歳未満の子どもはアセトアミノフェン以外の鎮痛剤は使用できません。

「大人用の薬を半分」といった使い方は絶対にしてはいけません。

市販の頭痛薬を買う場合はできれば薬剤師に症状を説明して選んでもらうといいと思います。

あまり頻繁に頭痛が起こるようなら受診することをお勧めします。

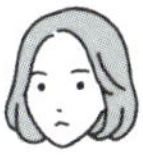

生理痛もロキソニンが効果的ですか？

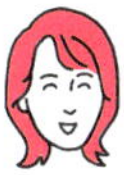

ロキソニンも効きますが、生理痛の場合はイブプロフェンがより効果があるとされています。

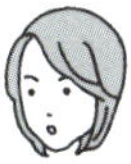

冷房にとても弱く、夏季に飲食店やデパートに入るとすぐに頭痛が起こります。いつもすぐ飲めるように市販の頭痛薬を持ち歩いているのですが、友達は「そんなことで薬を飲むの？」とビックリします。ダメなんでしょうか？

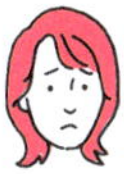

う〜ん、冷房からくる頭痛に薬ですか……。これは私の考えではお勧めしかねます。

この場合はその場所を離れれば治るわけですから、病気ではないわけです。そうした一過性の症状に対して薬を飲むのはどうかと思いますし、頭痛薬の常用により、かえって頭痛を悪化させることもあります（鎮痛薬乱用頭痛）。

どうしてもつらいときは仕方がないかもしれませんが、まずはショールやカーディガンを持ち歩く、温かい飲み物を飲むなど、お薬以外の方法で乗り切れるよう工夫してみてください。

便秘薬

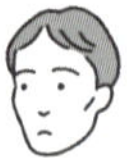

ひどい便秘です。放っておくと1週間お通じがないこともざらです。いつも便秘薬（下剤）を使って出しています。でも便秘薬を飲むといつもお腹を壊します。どうしたらいいのでしょうか。

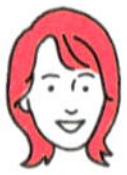

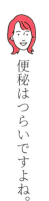

便秘はつらいですよね。

便秘薬には腸の運動を刺激して便を排出するタイプ（刺激性）と、便を柔らかくしたり、水分を含ませることで出しやすくするタイプ（非刺激性）があります。

刺激性タイプは、効き目がすぐに出やすいのですが、人によってはお腹が痛くなったり、下痢っぽくなってしまう場合があります。相談の方も刺激性の便秘薬をお使いではないでしょうか。

また刺激性タイプは「習慣性」といって飲み続けると効果がなくなることがあります。一時的な便秘に適しているといえます。

非刺激性は習慣性がなく、慢性の便秘向けです。効き目は穏やかで、効果が実感できるまで数日かかる場合もあります。こちらの薬を試してみるほうがいいかもしれません。

便秘はできれば薬に頼らず、生活習慣で解消したいものですね。食物繊維の多い食事をする、水分をしっかり摂る、運動、マッサージをするなど、あきらめずに自分に合った方法を探してみてください。

クララのつぶやき

高齢者の便秘に注意！

意外と多いのは高齢者の便秘。高齢になると腸の働きが悪くなりがちですから、便秘になるのはある意味で仕方がないのですが、食事も関係します。

みなさんのお話を聞いていて感じるのは、高齢者で便秘で悩んでいる方は、ちゃんと食事をしていないほうが多いということです。面倒だからと食事を抜いたり、簡単にカップ麺やパンなどですませたり……。

最近はコンビニエンスストアでもサラダやお惣菜が充実していますから、そういったものを利用するなどして栄養バランスのいい食事をしてほしいです。1日3回食事をすることも便秘解消には大事です。

風邪薬

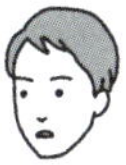

市販の風邪薬と栄養ドリンクを一緒に飲むとよく効くのでいつもそうしていますが、先日会社の同僚に「それはカフェインの摂りすぎになるからダメだよ」と言われました。風邪薬にカフェインなんて入っているのですか？

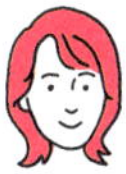

一般的に市販の風邪薬にはカフェインが入っています。それはなぜかというと風邪薬には眠くなる副作用があるから、それを防止するためです。

91ページで述べたように栄養ドリンクにもカフェインが入っているものが多いです。

ですからカフェイン入りの栄養ドリンクと風邪薬を一緒に飲むとカフェインの過剰摂取になる恐れがあるのですね。

栄養ドリンクにもカフェイン不使用で、「風邪薬と併用可能」とうたっているものもあるので、併用したい場合はそういったものを選びましょう。

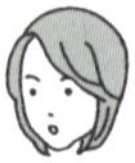

夫は薬嫌いで風邪をひいても薬を飲みません。私は風邪をひきそうになったら早めに飲むタイプ。それが子どものころからの習慣だったので、風邪をひいても薬を飲まない人にビックリです。どちらが正しいですか？

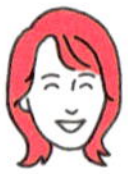

どちらが正しいということではないのですが、実は風邪は薬では治せないのですね。風邪はほとんどがウイルス感染によって起こるもの。そしてこのウイルスは風邪薬が殺してくれるわけではなく、自分の力（免疫力）で退治するしかないのです。

では風邪薬は何をするのかというと、頭痛や咳、鼻水など風邪によって引き起こされる不快な症状を緩和してくれるもの。風邪薬を飲んだからといって早く治るわけではありません。

その意味では「風邪ぐらいでは薬を飲まない」という選択も決して間違っているわけではないのです。

私自身も風邪をひきそうなときは、すぐに薬を飲むのではなく、葛根湯を飲んだり、ハーブティー（エキナセア）を飲んだりしています。あるいは免疫力を上げるためにはビタミンCが必要なので、多めに摂ることも心がけています。

それでも風邪をひいてしまったら薬を飲んで休みます。

クララのつぶやき

風邪を治すために一番大事なこと

風邪で一番大事なことは「休むこと」です。薬を飲む・飲まないということよりも、とにかくしっかり休養することです。

薬を飲んで症状がラクになったからといって、無理をするのは禁物です。休めないからと風邪薬を飲んで仕事に行く人も多いのですが、「風邪のときぐらい休みましょうよ」と言いたいです！

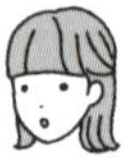

人間用の風邪薬や下痢止めをペットに飲ませてもいいですか？

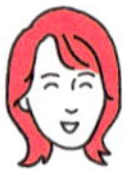

人間と犬や猫では、薬の処理能力や排せつ能力が違います。人間には安全性の高い薬も、犬や猫が飲むと効果がないどころか、危険な服用が起こるものもあります。最悪は死に至ることもあると聞きます。
人間用の薬はどんなに少量でもペットに与えてはいけません。
ちなみに犬用の薬を猫に、猫用の薬を犬に飲ませることも厳禁だそうです。

第8章

薬に頼らない健康体を手に入れるために

ここまでお薬についてみなさんの疑問に答えてきましたが、何のために薬を飲むのかと言ったら、答えはただひとつ「健康を取り戻すため」です。

すでに述べてきた通り、薬剤師の仕事は薬を調合することだけにあるのではなく、身近な健康アドバイザーとして地域のみなさんの健康相談に応じることも大切な任務です。先天的な病気などを除けば、多くの慢性疾患は「生活習慣病」です。高血圧症、糖尿病、痛風などの生活習慣病とはまったくその名の通り、生活習慣が原因となって起こるものです。

たとえば私は外反母趾なのですが、これは急になるものではなく、歩き方・立ち方のゆがみがちょっとずつ骨に負担をかけて変形していくんですね。

生活習慣病もこれと同じなのです。糖尿病も高血圧症も高脂血症も、ある日突然症状が起こるのではなくて、「ちょっとずつ」の変化なのです。

そうすると薬だけを飲んでいてもダメで、食生活や運動不足など「生活」を改善していかなければなりません。

ところがどうしたことでしょう。まえがきでも触れたことですが、みなさんお薬を飲むと安心してしまうのか、本気で生活を改善しようという人は少ないのです。

薬を飲めば血糖値や血圧が安定するからと、好きなように飲食していたり、運動も全然しなかったり……。糖尿病も高血圧も、すぐに命に関わる病気ではないので、みなさん、なかなか本気になれないのですね。

それは、私たち薬剤師が現場で痛感していることです。

ひとつの例をお話ししましょう。

◆透析患者Aさんのお話

Aさんは大学生のころ、体調不良が続いていたのですが、忙しさにかまけてしばらくそのまま放置していました。しばらく経っても体調不良が続くので、やっと重い腰をあげて病院に行ったAさん。しかし、受診したら慢性腎不全だといわれました。

それから間もなく透析を開始しましたが、1週間に3回の透析、しかも1回の透析は4～5時間かかります。今までの生活サイクルが大きく変わるほど大変なことです。

Aさんは高校の先生になるのが夢でした。しかし、透析を受けながらできる仕事ではありません。絶望の淵に立たされたAさんでしたが、あるとき、彼の前に光がさしたのです。それは「腎臓移植」です。Aさんは父親から腎臓をもらうことができました。

私は知らなかったのですが、腎臓移植は機能しなくなった「腎臓を取り換える」のではなく、「新しい腎臓を加える」ことなんだそうです。つまり患者さんは自分の腎臓2つと、父親からもらった腎臓1つを加えた3つが体内にあるというわけです。

Aさんは腎臓移植後、透析を受けることもなく以前の生活サイクルに戻ることができましたが、免疫抑制剤など大量の薬とともに生活することになりました。しかし、薬はきちんと飲んでいたものの、普通の人以上に暴飲暴食、スポーツ好きもあって身体を酷使する始末……。父親からもらった腎臓に甘えていたのでしょう。20年経ち、もらった腎臓の機能は風前の灯となってしまいました。


Aさんは、腎臓をもっと大事にするべきだったと思います。「薬を飲んでいるから大丈夫」ではありません。薬を飲みながらも、食生活や生活習慣など、セルフケアは怠ってはいけないのです。

若いうちはちょっとぐらい不摂生をしてもしのげるけれど、年齢を重ねるとそれが蓄積されて、「症状」となって表れてしまうのです。

ではどうすればいいのでしょうか。ポイントは次のようなことです。

・食生活の改善
・ちょっとでいいから運動習慣を持つ
・禁煙、節酒を心がける

「なんだ、当たり前のことではないか」と思われるかもしれません。そうです、当たり前のことです。何も難しいことはありません。

ところがそれがなかなかできないから、積もり積もった結果として健康を損ねてしまうのです。

毎食栄養バランスのとれた食事をして運動をしてと、毎日「１００点満点」の生活ができなくても大丈夫です。

でも一日の終わりにちょっとだけでも、その日の生活を振り返ってみてください。

「昨日はファストフードですませちゃったから、今日は和食にして野菜もしっかり摂ろう」とか、「最近運動していないから、週末は公園をウォーキングしようかな」といった感じで、「少しずつ修正」すればいいのです。

今日から生活習慣を変える、整えるという意識を持ちましょう。

すでに生活習慣病になってしまった人も今から始めれば、薬を減らしたり、あるいは卒業できるかもしれないのです。

また生活習慣を改めることは「病気の予防」にもなります。

あくまで私の感覚ですが、今70歳という年齢になったとき、多くの人が薬を飲んでいます。そこで70歳になったときに薬を飲まなくていい健康状態にもっていくことをひとつの目標としてはどうかと思うのです。

70歳まで薬を飲まない（＝持病がない）状態に持っていけたら、元気ですばらしい老後が過ごせるのではないでしょうか。

人生100年時代といわれます。100歳までイキイキと人生を楽しむために、今日からコツコツと「健康貯金」をしましょう！

食事で気をつけるべきこと

食事はバランスのいい食事をとることが大事です。ではバランスのいい食事って何でしょうか。これも別に難しいことではなく、ごはんと汁物に肉や魚を主菜として、野菜、きのこ、海藻を付け合わせる和食をイメージしていただければいいと思います。

私が特に主張したいのは野菜をしっかり摂ること、油に気をつけることです。

まず野菜。特に外食が多い人、惣菜やお弁当に頼っている人はどうしても野菜が不足しがちです。最近ではコンビニエンスストアもサラダや野菜の煮物などのメニューが豊富になっているし、それも難しいなら野菜ジュースなどでもいいので、とにかくいつもの食事に野菜を1品付け加えましょう。

それから油については、身体には積極的に「摂るべき油」と「避けたい油」があります。

まず「避けたい油」とは、科学的に加工された油（マーガリンやショートニング、加工油脂など）や酸化した油です。

また肉の脂身やバターなどは、皮下脂肪になりやすく、摂りすぎると血液ドロドロ状態になってしまいます。なるべく控えめにしたいものです。

市販のお弁当や総菜、ファストフード、揚げ物などをよく食べる人は、油の摂りすぎが心配されます。まずはこうした「避けたい油」を減らすことが大事です。

逆に積極的に「摂りたい油」とは青魚に多いＤＨＡ、ＥＰＡ、亜麻仁《あまに》油、エゴマ油といったオメガ3系の油、ココナッツオイル、オリーブオイルといったもの。これらは健康にいい油。でも現代人の食生活に不足しがちです。意識して摂るようにしましょう。

かつての長寿県・沖縄の今の姿

かつて沖縄は長寿県として知られましたが、今は他県にその座を譲ってしまいました。

もともと沖縄は伝統的に豚肉、昆布、ゴーヤーなど、たんぱく質、ビタミン、食物繊維をしっかり摂る、バランスのいい食文化がありました。だから今の高齢者は長寿でみんな元気です。

ところが戦後、沖縄にはアメリカの食生活がいち早く入って来て、ファストフード、ジャンクフードが大人気となりました。かつての伝統の食文化が崩れてしまったのです。

今の沖縄の食生活はとにかくみんなが脂肪の摂りすぎになっています。市販のお弁当なども揚げ物がガッツリ乗っていたり、ボリュームのあるものが好まれます。

それから「車社会」でみんな歩きません。100メートル先のコンビニエンスストアに行くにも車に乗ってしまうんです。これは沖縄に限ったことではないと思いますが。

「最近運動不足だから走りに行こう！」といって、ジョギングコースのあるグラウンドまで車で行って、しばらく走り、また車に乗って帰ってくるんです。笑い話のようですが、それをおかしいと思わないのですね。

長寿・沖縄を取り戻したい！

「身土不二《しんどふじ》」という言葉があります。その土地で、その旬に取れるものを食べることが健康に良いという考え方です。

沖縄にも特産の野菜や薬草がたくさんあります。昔ながらの伝統的な食文化を取り戻し、健康に対する意識を改めれば「長寿・沖縄」に返り咲けるはずなのです。

沖縄本島の北部に位置する大宜味村《おおぎみそん》は長寿の村として知られ、現在でも３５００人ほどの人口の中で90歳を超える長寿者が80人もいるそうです。

ここではやはり昔ながらの食生活が生きています。

家の畑で取れた野菜を中心に、豆腐や豚肉、魚介類、昆布、果物などを取り入れたバランスのいい食事。海が近く、野菜・果物が豊富に取れるという土地柄も味方しているでしょう。

今こそ大宜味村にならって、沖縄のすばらしい食文化を取り戻してほしいです。

とはいえ、現在の沖縄は貧困も多いし、失業率も高いです。貧困があると、食事はカロリーの高いもの、お腹が満たせればいいみたいな感じで、「健康」がどんどん犠牲になっていってしまうのです。

問題は一筋縄ではいかないです。

でも私はあきらめません。微力ではあるけれど、地域の薬局、薬剤師として今後も地道に沖縄の人の健康作りに貢献していきたいです。

クララのつぶやき

沖縄の元気なおばあちゃんの話

おばあちゃんの知恵袋には、普段の生活から病気にならないためのヒント、予防のヒントがたくさんあります。

「ゴーヤーのビタミンCは、熱を加えても破壊されないから、ちゃんぷる～（炒める）しても大丈夫」

「ハイビスカスの花やクチャ（島尻粘土）で髪を洗うときれいになる」

「庭に咲いている月桃は虫よけになる」

など、沖縄の植物を身体の中からそして身体の外から取り入れて、元気を養ったのです。

それって、おばあちゃんから教わったことなんです。野草や薬草を乾燥させてオリジナルのお茶を煎じたり、切り傷に薬草をすり込んだりなど、おばあちゃんは身近にある沖縄野菜や薬草をふんだんに取り入れて生活に役立てています。

また、沖縄では鍼灸も人気です。昔から、おばあちゃんは叱るとき「ヤーチューするよ～」と言ってました。ヤーチューとはお灸をすえるという意味ですが、当時はお灸を見ると痛そうで怖かった覚えがあります。

今では鍼灸は高齢者だけでなく一般の人々の生活に根付いていて、ゴルフ仲間でも「腰が痛いから鍼治療に行ってくる」「五十肩かしら？　鍼灸院で診てもらおう」なんていう会話が飛び交うほどです。

那覇市の台所、牧志《まきし》公設市場では、90歳以上のおばあちゃんたちが元気な姿で店頭に立っています。沖縄の高齢者が元気なのは「なんくるないさ」の前向きな気持ちと「ゆいまーる精神」をずっと昔から大切にしてきたからなのです。

クララの薬草箱

クララのヘルシーレシピを公開！

私自身が食生活で気をつけていることは発酵食品を積極的に摂ること。発酵食品というと納豆ですが、沖縄では納豆を食べる習慣がありません。私も、もともとは納豆がダメだったのですが、小さいパックのものから始めて、少しずつならしていったら、今は食べられるようになりました。

それから味噌。沖縄の汁物に「イナムドゥチ」というのがあります。白味噌仕立ての、具だくさんで、おかずにもなるんです。お祝いの席には欠かせない汁物なんですが、ゆで豚肉やこんにゃく、干ししいたけなどを使った、とてもヘルシーな一品です。

また、発酵食品ではありませんが、沖縄では昆布を「だし」として使うだけでなく、昆布そのものを食べています。代表的なのが「クーブイリチー」という昆布の炒め物です。実は、昆布の消費量は全国でも１位を争うほどなんです。

では、この２品のレシピを紹介するので、みなさんもぜひ作ってみてくださいね。

イナムドゥチ（イナムルチ）（白味噌仕立ての豚汁）

材料（作りやすい分量）

●豚三枚肉	100g	●カステラカマボコ	50g
●こんにゃく	100g	●だし汁	500cc
●干ししいたけ	2～3枚	●白味噌	50g
●大根（または油揚げ）	50g		

※カステラカマボコとは沖縄のかまぼこで、卵をたっぷり使っているのが特徴です。

❶ 豚三枚肉とこんにゃくは茹でておく。

❷ ❶と干ししいたけ、大根（または油揚げ）、カステラカマボコを短冊状に切る。

❸ 鍋にだし汁とカステラカマボコ以外の❷の材料を入れ煮立てる。

❹ カステラカマボコと白味噌を入れたら出来上がり。

クーブイリチー（昆布の炒め物）

材料（作りやすい分量）

●刻み昆布（乾燥）	50g	●だし汁（または水）	200cc
●豚三枚肉	100g	●油	適量
●にんじん	100g	★酒・醤油	各小さじ2
●こんにゃく	100g	★みりん	

❶ 刻み昆布は30分ほど水につけて戻す。

❷ 豚三枚肉、にんじん、こんにゃくを細切りにする。

❸ フライパンに油をひき、②を豚肉→にんじん→こんにゃくの順序で炒める。

❹ 昆布の水気を切って入れ、だし汁と★の調味料を加え20分ほど加熱する。
汁気を飛ばし味がしみ込んできたら出来上がり。

「ほんのちょっと」でいいから運動を

沖縄の人はあまり歩かないと述べましたが、高齢者になるととにかく体を動かすことがグンと減ってしまうんですね。

よく聞くのが一日中座ってテレビを見ているという人。座りきりでほとんど歩かないという人も多いのです。

ではなぜ運動が必要なのでしょうか。

ひとつは肥満の防止です。食べた分のエネルギーに消費エネルギーが追いつかないと脂肪として体に蓄積されてしまいます。すると糖尿病や高血圧、脂質異常症などの生活習慣病になるリスクが高まります。

さらに運動は筋力や体力をつけ、体の機能を維持するためにも必要です。

「肥満ではないから運動はしなくていい」というわけではないのです。人間の体は動かすようにできています。動かさないと、筋力が弱って、疲れやすくなったり、ひざや腰に痛みが出るなど、さまざまな支障が出ます。

どんな運動をすればいい？

運動が必要といわれても、面倒くさい、何をしていいのかわからないという人も多いと思います。

運動といっても何もジムに行って筋力トレーニングとか毎日10キロ走りましょうなどといった、本格的なものである必要はありません。

日常の中でできる、ほんのちょっとのことでいいのです。たとえばテレビを見ながらできる簡単な体操はいかがでしょうか。CMの間などに思い出してやってみてください。

そして少しでも体を動かすクセをつけると、不思議と動くことがおっくうでなくなってくるものです。そうなったらしめたもので、今度は少しでいいから歩いてみましょう。近所の散歩でもいいし、いつもは車で行く買い物を徒歩にするなどでもいいでしょう。

高齢者のウォーキングは認知症予防にもいいんですよ。また歩くことで気分も爽快に。リラックス効果もあり、うつ病の予防にもなります。

ウォーキングというと1日8000歩とか、20分以上が推奨されますが、そんな高い目標を掲げなくても5分でも10分でもいいので、少しでも歩くことが大事だと思います。

あとがき

この本を最後まで読んでくださって、ありがとうございます。

日本人は世界で一番薬が好きな国民だそうです。薬を飲んだことがない人は、おそらくいないのではないでしょうか。

こんなに身近にある薬ですが、身近にあるがゆえに、間違った使い方をしたり、安易に使いすぎるという現状があります。また、過剰に薬の副作用に神経質になって、必要な薬を飲まない方もいらっしゃいます。

この本は、主に女性向けに書いたのですが、それは家庭の健康を守るのは女性だと思うからです。まず、薬や薬局について「基本のキ」からまとめました。

妊娠期から育児、そして更年期、高齢期まで女性の一生とその時々の薬に関する不安や悩みを集め、Q&Aでお答えするという形にしました。

キッチンは健康の源である「食事」をつくるところなので、「家庭の薬局」と捉えます。キッチンにはいろいろな食材や調味料などが並んでいます。それらを創意工夫して「料理」という健康ツールを生み出していくのです。

そんな「家庭の薬局」に立つ女性は、家庭の薬剤師なのです！


健康に関する情報は巷に氾濫しています。何が正しいのか情報を選ぶ力も養わなければなりません。

薬剤師として地域のみなさまに薬や健康の情報を伝えるために、沖縄のコミュニティラジオで番組を持っています。タイトルは『秘密の処方箋』です。

なにも秘密にしなくても……と考えたのですが、薬の名前が書かれた処方せんではなく、「その奥にもっと別の情報が隠れているんだよ〜」という含みを持たせてみました。秘密という怪しい響きに好奇心を持った方が多いようですが、いたって健全な内容です（笑）。

番組の中では、薬だけに頼らない、薬以外のもので健康になる方法をお伝えしています。アロマテラピーや温泉療法、鍼灸、化粧セラピー、お酒の話、炭酸の話、などなど、楽しみながら健康を手に入れようというコンセプトで放送しています。

さて、かくいう「私の健康の源は?」というと、「なんくるないさ」という沖縄のスピリットです。

「まくとぅそうけー、なんくるないさ」という沖縄に伝わる黄金言葉(くがにくとぅば)で、「一生懸命がんばっていれば、なんとかなる」という意味です。何もしないのになんとかなるさ、という怠慢な意味ではありません。また、がんばりすぎたり、ストイックになりすぎてもいけません。いい塩梅《あんばい》で毎日を楽しく暮らしていきたいですね。

その「なんくるないさ」と「沖縄料理」、そして沖縄独特の先祖崇拝、祈りの心、みんなで助け合うという「ゆいまーる精神」がいつも心のどこかにあれば、心身の健康につながるのだと思っています。

次は世界中の薬局を訪ねて、その国々の健康な暮らしを取材していきたいです。大きな夢を持つことも、健康の秘訣かもしれません。

この本を出版するに当たり、企画から編集までご尽力くださった高橋扶美さま、佐藤真由美さま、粟國志帆さま、浅尾浩人さま、本当にありがとうございました。そして出版というすばらしい機会をくださった現代書林さまに感謝申し上げます。

最後に、この本を手にしてくれたあなたに、心から、ありがとう。

クララ薬局　有限会社メディキャッスル代表取締役
健康ジャーナリスト
宮城敦子

参考サイト

＊1　日本OTC医薬品協会

http://www.jsmi.jp/book/setsumeisyo.html

＊2　独立行政法人　医薬品医療機器総合機構　全国の薬相談窓口

https://www.pmda.go.jp/safety/consultation-for-patients/on-drugs/0001.html

＊3　医薬品副作用被害救済制度　問い合わせ先

http://www.pmda.go.jp/kenkouhigai_camp/general01.html

＊4　日本調剤　飲み合わせの注意

https://www.nicho.co.jp/column/20441/

＊5　厚生労働省　子ども医療電話相談事業（＃8000）について

https://www.mhlw.go.jp/topics/2006/10/tp1010-3.html

＊6　小児科オンライン

https://syounika.jp/

＊7　公益社団法人　日本小児科学会　こどもの救急

http://kodomo-qq.jp/

＊8　公益財団法人　日本中毒情報センター

https://www.j-poison-ic.jp/

＊9　国立成育医療研究センターについて　妊娠と薬情報センター一覧

https://www.ncchd.go.jp/kusuri/popwindow.html

＊10　国立成育医療研究センターについて　妊娠と薬情報センター相談内容・方法

https://www.ncchd.go.jp/kusuri/process/index.html

＊11　厚生労働省：全国の女性健康支援センター一覧

https://www.mhlw.go.jp/stf/seisakunitsuite/bunya/kodomo/kodomo_kosodate/boshi-hoken/boshi-hoken14/

沖縄《おきなわ》の薬剤師《やくざいし》が教《おし》える
薬《くすり》の正しい飲《の》み方・使《つか》い方がよくわかる本《ほん》

2019年 10月1日 初版第1刷

著　者 —————— 宮城敦子《みやぎあつこ》
発行者 —————— 坂本桂一
発行所 —————— 現代書林
〒162-0053 東京都新宿区原町3-61 桂ビル
TEL／代表 03(3205)8384
振替00140-7-42905
http://www.gendaishorin.co.jp/

ブックデザイン＋DTP——— 吉崎広明（ベルソグラフィック）
カバー・本文章扉イラスト—— Tartila,captureandcompose/Shutterstock.com
本文・カバー・帯イラスト——— にしだきょうこ（ベルソグラフィック）
編集協力—————— 高橋扶美／佐藤真由美

印刷・製本 ㈱シナノパブリッシングプレス
乱丁・落丁本はお取り替えいたします。

定価はカバーに
表示してあります。

本書の無断複写は著作権法上での特例を除き禁じられています。購入者以外の第三者による本書のいかなる電子複製も一切認められておりません。

ISBN978-4-7745-1795-7 C0047